Achtsam einsam sein

Hans-Arved Willberg

Achtsam einsam sein

Ein interdisziplinärer Überblick über die
Kunst der inneren Unabhängigkeit

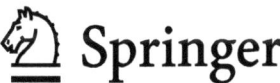

Hans-Arved Willberg
Life Consult
Ettlingen, Deutschland

ISBN 978-3-662-68554-9   ISBN 978-3-662-68555-6 (eBook)
https://doi.org/10.1007/978-3-662-68555-6

Die Deutsche Nationalbibliothek verzeichnet diese Publikation in der Deutschen Nationalbibliografie; detaillierte bibliografische Daten sind im Internet über https://portal.dnb.de abrufbar.

© Der/die Herausgeber bzw. der/die Autor(en), exklusiv lizenziert an Springer-Verlag GmbH, DE, ein Teil von Springer Nature 2024

Das Werk einschließlich aller seiner Teile ist urheberrechtlich geschützt. Jede Verwertung, die nicht ausdrücklich vom Urheberrechtsgesetz zugelassen ist, bedarf der vorherigen Zustimmung des Verlags. Das gilt insbesondere für Vervielfältigungen, Bearbeitungen, Übersetzungen, Mikroverfilmungen und die Einspeicherung und Verarbeitung in elektronischen Systemen.
Die Wiedergabe von allgemein beschreibenden Bezeichnungen, Marken, Unternehmensnamen etc. in diesem Werk bedeutet nicht, dass diese frei durch jede Person benutzt werden dürfen. Die Berechtigung zur Benutzung unterliegt, auch ohne gesonderten Hinweis hierzu, den Regeln des Markenrechts. Die Rechte des/der jeweiligen Zeicheninhaber*in sind zu beachten.
Der Verlag, die Autor*innen und die Herausgeber*innen gehen davon aus, dass die Angaben und Informationen in diesem Werk zum Zeitpunkt der Veröffentlichung vollständig und korrekt sind. Weder der Verlag noch die Autor*innen oder die Herausgeber*innen übernehmen, ausdrücklich oder implizit, Gewähr für den Inhalt des Werkes, etwaige Fehler oder Äußerungen. Der Verlag bleibt im Hinblick auf geografische Zuordnungen und Gebietsbezeichnungen in veröffentlichten Karten und Institutionsadressen neutral.

Springer ist ein Imprint der eingetragenen Gesellschaft Springer-Verlag GmbH, DE und ist ein Teil von Springer Nature.
Die Anschrift der Gesellschaft ist: Heidelberger Platz 3, 14197 Berlin, Germany

Wenn Sie dieses Produkt entsorgen, geben Sie das Papier bitte zum Recycling.

Prolog

Liebe Leserin und lieber Leser,

Sie in die Kunst der inneren Unabhängigkeit einführen zu wollen und auf diese Weise in Lebenskunst zu unterrichten, finde ich eigentlich anmaßend. Ich will Sie nicht an der Hand nehmen, als wäre ich der Eingeweihte und Sie nicht. Aber ich will Sie einladen, mit mir zusammen da hineinzugehen, um den Themenbereich etwas auszuleuchten. Ich habe meine Taschenlampe und Sie haben Ihre. Sie sehen nicht weniger oder schlechter als ich.

Ich habe mich mit dem Thema „Einsamkeit" in den letzten Jahren einigermaßen viel beschäftigt. Im letzten Jahr wurde ein Teil meiner Erkenntnisse dazu im Springer-Buch „Einsamkeit und Vereinsamung" veröffentlicht (Willberg, 2023). Einsamkeit zu erfahren ist Krise und Chance. Jenes erste Buch ist vor allem eine umfassende Bestandsaufnahme der Einsamkeit als Krise, es diskutiert ausführlich die Problemseite des Phänomens. Ich hatte ursprünglich vor, darin auch der anderen Seite viel Raum zu geben: Einsamkeitskrisen als Chance zu verstehen, um innerlich unabhängig zu werden und so als Persönlichkeit zu reifen. Das hätte man so machen können, aber weil das Skript die aktuelle Entwicklung in Forschung und Politik zum Gegenstand hat, wäre es ungünstig gewesen, mit der Fertigstellung noch länger zu warten. Außerdem wäre ein ziemlich umfangreiches Buch daraus geworden.

Heiko Sawczuk, der „Einsamkeit und Vereinsamung" für Springer produziert hat, schlug vor, diese andere Seite der Einsamkeit gleich zum nächsten Projekt zu machen, gewissermaßen als Band 2. Eine sehr gute Idee, die ich gern aufgenommen habe, zumal mir aus den Recherchen bereits einiges Material vorlag, das ich gern verarbeitet hätte.

Ein Grundproblem der Bearbeitung des Einsamkeitsthemas, das sich quer durch die Literatur dazu zieht, ist die mangelhafte begriffliche Differenzierung. Das Bedeutungsspektrum umfasst Schlimmes, herausfordernd Schweres und Schönes. Schlimme Einsamkeit ist Vereinsamung. Ein Hauptanliegen meines ersten Buchs zum Thema ist, das klar zu benennen und von der schönen Einsamkeit abzugrenzen. Die schöne Einsamkeit ist schön, weil sie so *aussieht*: Was für ein wunderbarer einsamer Strand! Aber sich einsam zu *fühlen* am einsamen Strand ist nicht schön. In dieser Hinsicht sprechen wir besser vom schönen Alleinsein als von der schönen Einsamkeit.

Das vorliegende Buch setzte sich mit Ansichten, die aus der Not des Einsamseins eine Tugend machen, kritisch auseinander, denn der Mensch erfährt Einsamkeit grundsätzlich als Entbehrung, weil er ein Beziehungswesen ist. Ebenso unzutreffend ist es jedoch, Einsamkeit prinzipiell als Krankheit zu verstehen, obwohl das Risiko, durch Vereinsamung krank zu werden, groß ist. Aber Entbehrungen können auch heilsam sein und ohne die Entbehrungserfahrung des Einsamseins lernt niemand die Kunst des Lebens. Das unschöne, schmerzliche Gefühl der Einsamkeit soll und kann uns dazu dienen, innerlich unabhängig zu werden, um die dadurch gewonnene Freiheit dafür einzusetzen, uns noch hingebungsvoller dem zu widmen, was für uns persönlich Sinn und Wert hat und den andern dient. Davon handelt dieses Buch.

Waldbronn, im Januar 2024   Hans-Arved Willberg

Literatur

APA VandenBos, G.R. (Hg.) (2007). *APA Dictionary of Psychology*. 2. Aufl. Washington, DC: American Psychological Association.
Dorsch Häcker, H.O., Stapf, K.H. (Hg.) (2009). *Dorsch: Psychologisches Wörterbuch*.15., überarb. u.erw. Aufl. Bern: Hans
Huber DWDS Digitales Wörterbuch der deutschen Sprache, https://www.dwds.de/wb
Willberg, H.A. (2023). *Einsamkeit und Vereinsamung: Ein interdisziplinärer Überblick mit Impulsen für Praxis und Politik*. Berlin: Springer.

Inhaltsverzeichnis

1 **Selbstentfremdung und Selbstfindung** 1
   1.1 Die verzweifelt Lebensmüden (Sein oder Nichtsein,
        das ist hier die Frage).. 1
   1.2 Das Verführerische an der Einsamkeit (Einsam sein als Ideal
        oder Mangel, das ist hier die Frage)............................ 4
   1.3 Die Pforte der Einsamkeit (Einsamkeit ertragen oder nicht,
        das ist hier die Frage).. 9
   Literatur... 16

2 **Nähe und Distanz** 19
   2.1 Die Flucht vor der Einsamkeit (Selbstsuche oder Selbstsucht,
        das ist hier die Frage)....................................... 19
   2.2 Gesunder Abstand und gesunde Verbundenheit (Frei sein oder nicht,
        das ist hier die Frage)....................................... 24
   2.3 Charakterliche Unterschiede (Lieber für sich sein oder lieber nicht,
        das ist hier die Frage)....................................... 31
   Literatur... 40

3 **Zu sich kommen und bei sich bleiben** 43
   3.1 Das finstere Tal (Aufgeben oder weitergehen, das ist hier die Frage)...... 43
   3.2 Zu viel ist zu viel (Weitergehen oder zusammenbrechen,
        das ist hier die Frage)....................................... 45
   3.3 Die Würde wahren (Innere oder oder äußere Ehre suchen,
        das ist hier die Frage)....................................... 47
   Literatur... 54

4 Die Kunst der inneren Unabhängigkeit 57
    4.1   Gegenströmig leben (Gesund krank sein oder krank krank sein, das ist hier die Frage). 57
    4.2   In Fluss kommen (Freude finden oder nicht, das ist hier die Frage) 66
    4.3   Die Pforte zum blühenden Garten (Einsichten umsetzen oder nicht, das ist hier die Frage). 71
    Literatur. 78

Selbstentfremdung und Selbstfindung

1.1 Die verzweifelt Lebensmüden (Sein oder Nichtsein, das ist hier die Frage)

„Sein oder Nichtsein?" Die Frage stellt sich Hamlet, Hauptfigur in Shakespeares gleichnamigem Drama. Er fragt sich das, weil er lebensmüde ist. Er sieht keinen Sinn mehr im Dasein. Ob es nicht besser wäre, *nicht* mehr da zu sein? „Wie ekel, schal und flach und unersprießlich scheint mir das ganze Treiben dieser Welt! Pfui! pfui darüber! 's ist ein wüster Garten, der auf in Samen schießt; verworfnes Unkraut". Hamlet hat seinen Vater verloren. Er ist ermordet worden. Hamlet ist entsetzt und in ihm kocht das Gemisch von Trauer und Hass. Nichts und niemand tröstet ihn. Warum soll er das ertragen?

„Sein oder Nichtsein?" Es geht um alles oder nichts. Soll ich das Dasein bejahen, trotz allem bejahen, oder soll ich es ablehnen? Wer sich für die Ablehnung entscheidet, endet entweder in Verzweiflung oder er macht aus der Not eine Tugend, aus der Ablehnung eine Philosophie: Eigentlich glaube ich an keinen Sinn, aber was hilft es mir, mich daran aufzureiben? Ich schaffe mir Abstand, indem ich mir scheinbar kluge Gedanken über den Sinn der Sinnlosigkeit mache, um nicht allzu sehr darunter zu leiden in der kurzen Zeit meines Lebens, bis alles aus ist und vorbei. Sich intellektuell betäuben oder existenziell verzweifeln, das ist hier die Frage.

Oder ich verdränge das einfach. „Lasst uns essen und trinken, denn morgen sind wir tot". Ich will nichts wissen von Sinn oder Unsinn. Nur der Spaß soll für mich zählen.

Oder ich bringe mich tatsächlich um, nicht unbedingt sofort, aber doch jedenfalls allmählich, sei es allein, sei es im Kollektiv, mit gleichgeschalteten Gesinnungsgenossen, gegen erklärte Todfeinde, die mit mir oder vor mir zu sterben haben, oder nur für uns oder nur für mich. Entweder räche ich mich, so wie Shakespeares Hamlet es tut, als ihm der Daseinssinn entschwunden ist, indem ich *euch* zerstöre, oder ich räche mich, indem ich *mich* zerstöre. Ich nehme *euch* das Leben oder ich nehme *mir* das Leben, um es euch zu entziehen, oder beides. „Nekrophilie" hat Erich Fromm das genannt und meinte damit weit mehr als eine sexuelle Perversion, sondern den süchtigen Drang, Leben zu zerstören, nicht zuletzt das eigene, und erst in diesem Kontext das Angezogensein vom Toten, sei es das organisch Tote oder der leblose Mechanismus (Fromm 1974).

Fromms Nekrophilie ist von Freuds Todestrieb zu unterscheiden. Im Unterschied zu Fromm glaubte Freud nicht an die Souveränität der Vernunft. Denken ist für Freud nur das Blubbern der Blasen auf der Oberfläche aufkochender Triebe (Hall und Gardner 1978). Du denkst bloß, dass du denkst. Fromm sieht es anders: Nekrophilie ist kein Trieb, sondern eine Charaktereigenschaft. Charaktere entstehen nicht ohne genetische Veranlagungen, aber diese bilden nur die Rahmenbedingung der Charakterbildung. Mein Charakter ist, der Grundbedeutung des Begriffs entsprechend, meine *Prägung*, und meine Prägung entsteht allmählich in Gestalt von *Gewohnheiten*. Geprägt hat mich das, woran ich mich gewöhnt habe. Es gibt gesunde Gewohnheiten und es gibt kranke Gewohnheiten. Nekrophilie ist eine kranke Gewohnheit.

Die meisten kranken Gewohnheiten entwickeln sich reaktiv: Das Leben mutet mir schlimme Erfahrungen zu, schlimm oder sogar schrecklich, und ich folgere aus diesen Erfahrungen, das Dasein sei sinnlos. Darum fange ich an, wie Hamlet Fantasien über den Weg zum Nicht-Sein zu pflegen, mit dem Ziel, eine Vorstellung davon zu erzeugen, dass es sich lohnt, ihn zu wählen. Ich kokettiere mit dem Tod, ich bin nicht abgeneigt, mich mit ihm anzufreunden, und je mehr ich mich daran gewöhne, desto mehr gerate ich in seinen Bann. Erwin Ringel hat das als typischen Vorgang für den Prozess wachsender Suizidalität beschrieben und „präsuizidales Syndrom" dazu gesagt (Thomas 1994): Wie bei einer Sucht zieht sich die Schlinge zu. Du drehst dir selbst einen Strick aus den Fäden bitterer Erfahrung, die sich durch dein Leben ziehen. Die bitteren Gedanken verknoten sich je länger je mehr zum geschlossenen System, du verfängst dich darin.

Durch die Verstrickung in den Fantasien der Hoffnungslosigkeit entsteht die pathogene Einsamkeit, der man die Bezeichnung *emotionale Isolation* gegeben hat (Willberg 2023). Sie ist das Kernproblem der suizidalen Depression. *Raymond Battegay* (1927–2016), viele Jahre Chefarzt und Professor für Psychiatrie in Basel, stellt den Zusammenhang her: „Die Depressiven, in ihrer Unmöglichkeit, mit sich selbst, den Mitmenschen und den Dingen Kontakt zu behalten bzw. aufzunehmen, müssen sich zwangsläufig getrennt von den Mitmenschen und der Natur erleben" (Battegay 1987, S. 81). Darum verzweifeln sie. Battegay zieht eine persönliche Bilanz aus seiner Erfahrung als Praktiker: „Unter den vielen Patienten, dich ich nach verhindertem Suizid [...] zu betreuen hatte, war keiner, der nicht doch zutiefst hätte am Leben teilnehmen wollen und nur, weil er es nicht zu tun vermochte und um – bei seinem schweren Leiden – das Ausgeschiedensein von den andern nicht länger aushalten zu müssen, Hand an sich legte" (ebd., S. 81 f). Das ist kein Todestrieb, denn die Betroffenen treibt nicht das Verlangen nach dem Tod, sondern sie halten das einsame Leben nicht mehr aus (ebd.).

Es geht um alles oder nichts und wenn ich mir einbilde, dass alles nichts ist, nichts wert und ohne Sinn, dann komme ich in den Sog des Vernichtens. „Vernichten" kommt vom mittelhochdeutschen „Vernihten", das noch die doppelte Bedeutung hatte, etwas „für nichts zu achten" oder etwas „zunichte zu machen". Je mehr ich das Leben für nichts achte, desto mehr werde ich ein Freund des Todes und desto mehr Macht gewinnt diese Freundschaft über mich.

1.1 Die verzweifelt Lebensmüden

Der Mensch gibt den Glauben an den Sinn seines Daseins auf, wenn er alles für nichts achtet, was ihn mit anderen Menschen verbindet. Niemand wird nekrophil, der nicht vereinsamt ist, und niemand wird suizidal, der nicht maßlos enttäuscht ist von den andern.

Unantastbar sei die Würde des Menschen. Darum soll ihm niemand die Freiheit nehmen, selbst zu entscheiden, was er aus seinem Leben machen will, es sei denn, dass er andern dadurch Schaden zufügt. Darum hat der Gesetzgeber auch zu Recht die Kriminalisierung der Selbsttötung aufgehoben. Aber das Recht auf Selbstbestimmung setzt voraus, dass man in der Lage ist, freie Entscheidungen zu treffen. Wer urteilt darüber, wie frei der Entschluss einer Person, die den „Freitod" wählt, tatsächlich ist? Es ist zynisch, den „goldenen Schuss" eines Junkies als freie Entscheidung zu bezeichnen. Jeder Suizid, der sich in Form eines präsuizidalen Syndroms angebahnt hat, geschieht, wenn er äußerlich auch noch so sachlich erscheint, aus verzweifelter Einsamkeit, um „das Ausgeschiedensein von den andern nicht länger aushalten zu müssen".

Frei kann eine Selbsttötung nur sein, wenn die Person sich dadurch nicht entwürdigt, sondern wenn sie dadurch ihre Würde *wahrt*. Entwürdigung ist Entwertung: Das Leben und die andern sind mich nicht wert, darum entziehe ich mich dem Leben und den andern. Ihr schätzt mich nicht wert, darum entwerte ich mich. Ihr seid meiner nicht wert. Es hat keinen Wert. Unter dieser Voraussetzung ist Selbsttötung Selbstmord und somit das Höchstmaß der Selbstentwürdigung, gleichrangig mit der Ermordung eines anderen Menschen: Dein Leben hat keinen Wert, darum vernichte ich es.

Selbsttötung, um die Würde zu wahren, gibt es auch, aber das wird wohl immer eine seltene Ausnahme bleiben. *Sokrates* (469–399 v.Chr.) ist ein Beispiel, der es vorzog, den Giftbecher im Beisein der Freunde zu trinken, im letzten Raum der Freiheit, die ihm nach dem ungerechten Todesurteil noch blieb; der Stoiker *Seneca* (1–65) ist ein weiteres Beispiel, der dem gewaltsamen Zugriff der Henker durch Selbsttötung entging, als Nero, den er als Pädagoge des kaiserlichen Hofs einst ins Leben führte, ihn wissen ließ, dass er des Lebens nicht mehr wert sei.

Analoge Extremsituationen können selbstverständlich auch in unserm eigenen Umfeld auftreten, wie das folgende Fallbeispiel zeigt.

Fallbeispiel: Sie nimmt sich trotzdem nicht das Leben
Frau A. leidet seit vielen Jahren an einer progredienten schweren Erkrankung. Ärztliche Behandlungsfehler haben ihre Lage zuletzt noch erheblich verschlimmert. Ihre Ehe war schon seit Langem sehr angespannt, und nun, als sie ihren Mann mehr denn je gebraucht hätte, verließ er sie, weil er meinte, es nicht mehr aushalten zu können und weil ihm eine neue Freundin neues Glück versprach. Frau A. brauchte mittlerweile so viel Pflege, dass sie in ein Pflegeheim kam. Sie konnte dabei der finanziellen Abhängigkeit von ihrem Mann wegen, der sie gern los haben wollte, nicht wählerisch sein. Das Heim war personell schlecht besetzt und dementsprechend schlecht wurde sie versorgt. Sie war hochgradig sozial isoliert; kaum jemand wollte noch etwas von ihr wissen. Sie hatte starke Schmerzen, die sich nur noch mit Opiaten eindämmen ließen, was ihr Körper aber mit weiteren sehr beschwerlichen Symptomen bezahlen musste.

Was Frau A. am Leben erhielt, war die liebevolle Beziehung zu ihren Töchtern. Sie teilte mit ihnen Freud und Leid und war sehr dankbar für deren positive Entwicklung. Sie konnte offen mit ihnen sprechen, auch über den Tod. Irgendwann würde sie an ihrer schweren Krankheit sterben, aber es war nicht abzusehen, wie lang es noch dauern sollte.

Nur ihre Ärztin und eine enge Freundin wussten, dass sie sich eine tödliche Medikamentenmischung zurechtgelegt hatte, auf die sie zugreifen wollte, wenn „die rote Linie" überschritten sei. Damit meinte sie den Zustand, nicht mehr kommunizieren zu können, aber trotzdem noch am Leben bleiben zu müssen. Ihre Sprechfähigkeit war bereits stark reduziert.

Frau A. engagierte sich nicht nur für ihre Töchter, sondern sie kämpfte auch um ihr eigenes Recht und um die Verbesserung ihrer Lebensqualität. Der Scheidungsprozess war hässlich, weil ihr Mann das Vermögen nicht mit ihr teilen wollte. Aber sie setzte sich mithilfe ihrer Anwältin durch. Sie erreichte eine bessere medizinische Betreuung für sich und den Umzug in eine Wohnung bei Verwandten mit ambulantem Pflegedienst und einer 24-Stunden-Helferin. In der Pandemiezeit unterhielt sie mit Telefon und Bildschirmmedien proaktiv Beziehungen zu Personen, die ihr wichtig waren, ohne erst darauf zu warten, dass sie nach ihr fragten.

Mehr weiß ich nicht über Frau A. Es ist eine Geschichte mit offenem Ausgang. Eins steht fest: Sie wahrt ihre Würde. Sie gibt sich nicht auf. Dazu gehört, dass sie sich vorbehält, selbstbestimmt das Leiden zu beenden, wenn „die rote Linie" überschritten ist. Aber ob sie es je tun wird? Sie verzweifelt nicht am Leben, obwohl es ihr unglaublich viel zumutet, und was ihr am meisten Sinn gibt, sind die wenigen guten und stabilen Beziehungen, die ihr geblieben sind.

Dies ist eine extreme Grenzsituation. Die Gefahr jeder Entkriminalisierung von potenziell hochgradig schädigendem Verhalten, so wünschenswert sie auch sein mag, besteht darin, dass die Ausnahme zur Normalität gemacht wird: „Es ist erlaubt, also ist es normal". Aber das sind fatale Fehlschlüsse. Menschliches Leben zu töten kann *nie* normal sein, sondern immer nur eine Ultima Ratio angesichts einer hochgradigen Notlage.

Dieses Buch will eine Hilfe dazu sein, anders auf das Problem des Vereinsamens zu antworten als mit den Varianten der Verzweiflung. Wer das bittere Ausgeschlossensein erlebt, soll sich nicht auch noch selbst vom Leben ausschließen. In diesem Buch geht es um die Gegenrichtung dazu: Nicht auszusteigen, sondern trotz schwerer Einsamkeit hineinzufinden ins Leben und darin zurechtzukommen.

1.2 Das Verführerische an der Einsamkeit (Einsam sein als Ideal oder Mangel, das ist hier die Frage)

Im religiösen Abendland vergangener Zeiten wies die Kirche den Weg aus der Vereinsamung. Am Ziel des Weges, so wurde gelehrt, verliert sich der einsam vereinzelte Mensch vollständig in Gott. Man sagte „Selbstverleugnung" dazu und propagierte zur ihrer Verwirklichung Vorgänge, die auffallend ähnlich anmuten wie die fortschreitende Selbstisolation im Prozess des präsuizidalen Syndroms. Unter Selbstverleugnung sei zu verstehen, sich selbst aufzugeben und das auch aktiv voranzutreiben durch selbstschädigende Maßnahmen der „Abtötung des Fleisches". Die Lust am Leben sei Sünde und man müsse deshalb dafür sorgen, dass sie einem vergeht. Auf dem Weg zum Ziel komme es darauf an, sich aller Selbstbestimmung zu entledigen, um seine Identität als Teil des Ganzen nur noch vom Ganzen her zu begreifen, und die Repräsentanz des göttlich Ganzen, so hieß es, sei die Kirche. Dem Ideal dieser Selbstentäußerung hat man den Namen „Kadavergehorsam" gegeben.

1.2 Das Verführerische an der Einsamkeit

Renaissance, Reformation und Aufklärung hingegen waren von der Rückbesinnung auf die Selbstbestimmung geprägt. Das ging mit einem starken Autoritätverlust der Kirche einher. Aber bald schon formierte sich in Weltanschauung und Politk die mächtige Gegenbewegung der Restauration. Die Kirche mischte dabei kräftig mit, vor allem der Katholizismus, doch der Schwerpunkt der Wiederherstellung allgemeiner Fremdbestimmung lag jetzt nicht mehr in der Religion, sondern in der Philosophie. Gelöst von der religiösen Bindung entwickelte das Fremdbestimmungsdogma nun eine ganz neue Eigendynamik. Eine Hauptrolle in diesem Umbruch spielte *Georg Wilhelm Friedrich Hegel* (1770–1831). In seinem Denken wurde aus dem Heiligen Geist des Christentums der „absolute Geist" des Universums und aus der Kirche als Repräsentanz des Heiligen Geistes der Staat als Repräsentanz des absoluten Geistes. Dementsprechend übertrug Hegel Weg und Ziel der christlichen „Heiligung" auf das Verhältnis des Bürgers zum Staat. Aus der christlichen „Abtötung des Fleisches", die der Sünde wegen erst mit dem biologischen Tod vollendet sein konnte, wurde die Auflösung des individuellen Selbst in der Kollektivgemeinschaft des Staats (Schadel 2008; Splett 1965).

Diese Idealisierung des Aufgehens der Einzelperson im Kollektiv übte in der Folge ungeheuren Einfluss auf die gesellschaftliche Entwicklung aus. Einerseits bahnte sie der Wiederherstellung absolutistischer Monarchien den Weg; in Deutschland gipfelte das im Ideal des „Untertan" zur Zeit des Wilhelminismus, das wiederum wegbereitend für die Autoritätsergebenheit im Nationalsozialismus war. Durch den Marxismus als Weiterentwicklung der Weltanschauung Hegels entstand das ähnlich mächtige komplementäre Gegenmodell dazu; hier wie dort sollte das Individuum ganz vom staatlichen Kollekiv aufgesogen werden, nur ersetzte im Marxismus der kommunistische Führungskader den Monarchen. Aus beidem ging so viel durch Menschen erzeugtes Leid hervor wie noch nie.

Die Gegenbewegung zur Gegenbewegung der Restauration ließ aber auch nicht lang auf sich warten. Man kann das Denken ihrer Protagonisten unter den Begriff des *Existenzialismus* zusammenfassen. Kennzeichnend für den Existenzialismus ist die Rückbesinnung auf die Einsamkeit des Individuums. Man erkannte, dass mit der kollektivistischen Fremdbestimmung zwar dem Ideal der Ordnung gedient war, aber die Freiheit dabei auf der Strecke blieb, und die wollte man nun wieder gewinnen. Freiheit als rationale Selbstbestimmung, wie sie die Aufklärung vertreten hatte, genügte den Existenzialisten nicht, weil sie meinten, dass sie nicht authentisch sei. Wahre Freiheit dürfe sich nicht nur in der menschlichen Vernunft ereignen, sondern sie müsse die ganze Existenz des Menschen erfassen und durchdringen. Daraus konnte im Existenzialismus auch eine Freiheit ohne Vernunft oder auch gegen die Vernunft werden. Hauptvertreter dieser Konzeption ist *Friedrich Nietzsche* (1844–1900).

„Vernunft" gehört allerdings zu den Begriffen, deren Gegenteil keine sinnvolle Alternative ergibt, weil das einen logischen Widerspruch bedeuten würde. Das liest sich jetzt abstrakt, aber man kann es leicht erklären: Du behauptest, dass wahre Freiheit in der Unvernunft zu finden ist. Das heißt also, dass du es – um der Freiheit willen – vernünftig findest, unvernünftig zu sein. Also nimmst du doch wieder die Vernunft für dein Argument in Anspruch. Genauso könntest du sagen: „Sinnvoll ist das Unsinnige". Aber dann ist es nicht mehr unsinnig. Unsinniges sinnvoll zu nennen, ist jedoch unsinnig und unvernünftig.

Manche der herausragenden Vertreter des Existenzialismus hatten ein persönliches Problem mit der Vernunft, zum Teil litten sie zudem schwer unter ihrer Einsamkeit und machten aus der Not eine Tugend.

Zentrales Thema des Existenzialismus ist das existenziell Bedeutsame. Das Wissen darum hat der Theologe und Philosoph *Friedrich Schleiermacher* (1768–1834) als „Gefühl der schlechthinnigen Abhängigkeit" bezeichnet (Hermann 2000). Das Gefühl der Einsamkeit geht aus dem Gefühl der schlechthinnigen Abhängigkeit hervor. *Paul Tillich* (1886–1965), ebenfalls Theologe und Philosoph, hat „das, was uns unbedingt angeht" dazu gesagt (Tillich 1964). Das, was uns unbedingt angeht, das ist unser Schicksal und das sind unsere Mitmenschen.

Aber wir müssen es differenzieren: Definitiv abhängig sind wir nur vom Schicksal, denn wir können keinen Einfluss darauf nehmen. Wir können uns zum Beispiel das Leben nehmen, wenn uns das Schicksal unerträglich zu sein scheint. Aber damit *bestimmen* wir unser Schicksal nicht, sondern wir antworten nur auf ein Schicksal, das uns bereits bestimmt *war*. Zu unserem Schicksal gehört wesentlich der Entscheidungsspielraum, wie wir mit seinen Vorgaben umgehen wollen. Ob ich das Leben annehme, wie es ist, oder ob ich es ablehne: Immer reagiere ich damit auf mein Schicksal, und was aus meinen Reaktionen wird, geht wiederum in mein Schicksal ein. Das Schicksal ist immer stärker als ich und kann jederzeit alle meine Absichten über den Haufen werfen. Mein Leben hängt immer am seidenen Faden und alles, was ich entscheide und mache, kann nur gelingen, weil es mir das Schicksal erlaubt. Das Schicksal stellt mir einen Raum zur Verfügung, in dem ich mich entfalten kann. Es ermöglicht mir, diesen Raum von innen her auszugestalten, so wie man sein Zimmer einrichtet. Aber es setzt mir auch die Grenzen dieses Spielraums. Darum bin ich definitiv abhängig vom Schicksal.

Von meinen Mitmenschen bin ich nicht abhängig, aber ich bin auf sie *angewiesen*. Angewiesensein ist dasselbe wie *brauchen*. Das, was wir brauchen, sind unsere Bedürfnisse. Ich brauche gute Beziehungen zu meinen Mitmenschen, so wie ich etwas zu essen brauche (Spitzer 2016). Aber ich bin nicht abhängig davon. Es kann gute Gründe für mich geben, zu fasten oder sogar zu hungern. Wenn ich will, kann ich mich sogar zu Tode hungern. Ich kann verzichten auf das, was ich brauche. Unter Umständen und bis zu einem gewissen Grad kann es mir mit dem Verzicht sogar besser gehen als ohne ihn. Aber wenn ich auf etwas verzichte, das ich brauche, fehlt es mir wirklich, und je mehr es mir fehlt, desto mehr leide ich darunter. Es kann allerdings sein, dass ich Sinn in diesem Leiden finde.

Das, was von existenzieller Bedeutung für uns ist, besteht also aus konzentrischen Kreisen (Abb. 1.1). Schlechthin abhängig sind wir nur dem Schicksal gegenüber. Aber existenzielle Bedeutung hat auch das, was wir brauchen, ohne davon abhängig zu sein. Am meisten brauchen wir gute Beziehungen zu unseren Mitmenschen, aber natürlich brauchen wir auch noch anderes. Nur ist die Angewiesenheit auf Erfüllung der anderen Bedürfnisse nicht ganz so stark. Gute Beziehungen zu unseren Mitmenschen zu brauchen liegt sehr nah bei der Abhängigkeit. Für ein Baby ist das Angewiesensein auf die fürsorgende Bezugsperson sogar gleichbedeutend mit der Abhängigkeit vom Schicksal – sie *ist* sein Schicksal. Das Angewiesensein auf die Mitmenschen schließt sich also eng als konzentrischer Kreis an die Abhängigkeit vom Schicksal. Aber je selbstständiger ein Mensch wird, desto mehr relativiert sie sich.

1.2 Das Verführerische an der Einsamkeit

Abb. 1.1 Abhängigkeit und Angewiesenheit

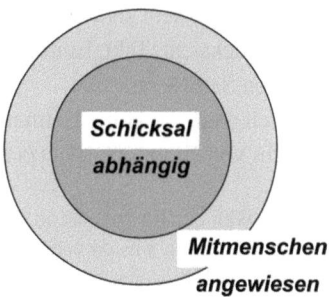

Abhängig bin ich von dem, was *unmittelbar* meine Existenz bedingt. Angewiesen bin ich auf das, was *mittelbar* meine Existenz bedingt. Ich kann auf Bedürfniserfüllungen verzichten, aber nur bis zu der Grenze, die mir das Schicksal bestimmt. Dann halte ich es nicht mehr aus. Es geht über meine Kräfte. Ich nehme Schaden und schließlich sterbe ich daran. Aber bis zu dieser Grenze reicht mein Spielraum, um *selbst* dafür zu sorgen, dass ich bekomme, was ich brauche. Dieser Spielraum ist meist größer als wir denken.

Die Entscheidung, das Nichtsein dem Sein vorzuziehen, ist keine logische Notwendigkeit, sondern sie folgt der Meinung, es dann besser zu haben. Aber das ist Selbstbetrug. *Dennoch* Ja zum Leben zu sagen kann die stärksten und edelsten Kräfte freisetzen, die in uns schlummern. Existenzielle Angst, Sorge und Verzweiflung ausgehalten und überwunden zu haben ist der größte seelische Reichtum. Es ist nichts Übermenschliches und es macht uns nicht zu Übermenschen, aber es macht uns zu Menschen des Vertrauens und der Hoffnung und so wirken wir auch auf die andern. Unser Lebensmut ermutigt sie.

Nietzsche hat aus seiner eigenen Not eine Tugend gemacht. Er litt zutiefst unter seiner Einsamkeit, aber er bildete sich ein, dass der wahre Mensch nicht nur völlig unabhängig von den andern ist, sondern nicht einmal auf sie angewiesen. Den scheinbar total freien Idealmenschen, für den es auch keine ethische Verbindlichkeit mehr gibt, nannte er den „Übermenschen". Mit ihm identifizierte Nietzsche sich, um die Einsamkeit zum Maß aller Dinge zu machen (Nietzsche 2005; Wieland-Burston 1995). Der Weg in die Einsamkeit sei der Weg zur Selbstfindung. Das liest sich verführerisch, weil es so nah bei der Wahrheit ist. Nur so lässt sich wahrscheinlich verstehen, dass in heutiger Literatur über Lebenskunst ausgerechnet Nietzsche als ihr Lehrer dargestellt wird. Nietzsche sei geradezu *der* Denker einer Philosophie der Lebenskunst, behauptet etwa der Philosoph Wilhelm Schmid, dem man rasch begegnet, wenn man „Lebenskunst" googelt, und lobt ihn dafür in hohen Tönen (Schmid 1991).

Das Verführerische ist Nietzsches scheinbar radikale Bejahung der Einsamkeit, um völlig unabhängig von den andern sich selbst zu verwirklichen. Aber das scheinbar Übermenschliche dieses Ideals ist schrecklich unmenschlich, und das ist ist nicht nur eine Bewertung im Nachhinein, sondern es geht eindeutig aus den Äußerungen Nietzsches selbst hervor, die sein ganzes Werk durchziehen und bestimmen.

„In seinem Freunde soll man seinen besten Feind haben", lässt Nietzsche seinen Musterphilosophen „Zarathustra" sagen. „Du sollst ihm am nächsten mit dem Herzen sein, wenn du ihm widerstrebst" (Nietzsche 2005, S. 42). Liest sich das nicht auch verführerisch?

Mutig kritisch sein statt um des lieben Friedens willen heucheln! Aber es ist gnadenlos gemeint. Rücksicht, Takt, Einfühlung, Verständnis und Verständigung sind für Nietzsche Zeichen von Schwäche.

„Weh dem, der keine Heimat hat!" Der Spruch ist ein geflügeltes Wort – aus folgendem Gedicht von Nietzsche (Nietzsche, zit. in Kölbel 1960, S. 206 f):

> „Die Welt ein Tor zu tausend Wüsten stumm und kalt!
> Wer das verlor, was du verlorst, macht nirgends halt.
> Nun stehst du bleich zur Winterwanderschaft verflucht,
> Dem Rauche gleich, der stets nach kälter'm Himmel sucht.
> Flieh' Vogel, schnarr dein Lied im Wüstenvogelton!
> Versteck', du Narr, dein blutend Herz in Eis und Hohn!
> Die Krähen schrein und ziehen schwirren Flugs zur Stadt:
> Bald wird es schnei'n – weh dem, der keine Heimat hat."

Aus Nietzsches eingebildetem Ideal vom Übermenschen wurde schließlich Wahnsinn. Vielleicht war er schizophren und seine Krankheit kam letztlich zum Ausbruch. Kurz zuvor schrieb er: „Wenn ich dir einen Begriff meines Gefühls von Einsamkeit geben könnte! Unter den Lebenden so wenig als unter den Toten habe ich jemanden, mit dem ich mich verwandt fühle; dies ist unbeschreiblich schauerlich" (Nietzsche, zit. ebd., S. 163).

Das Problem dieser Art von „Lebenskunst" liegt darin, dass sie nicht gelingen kann, weil sie unserer Natur zuwiderläuft. Der Mensch ist auf Beziehung angelegt und darum ist er angewiesen auf die andern. Wir brauchen einander. Wer das leugnet, schadet sich und den andern.

Es gibt auch die *schöne* Einsamkeit, aber schön kann sie nur sein, wenn der Hunger nach guten Beziehungen nicht zu groß ist. Das heißt: Ich weiß mich in dieser Einsamkeit in guter Verbundenheit mit andern. Vielleicht ist mein Bedürfnis danach nicht gerade gesättigt, aber es geht schon, ich komme trotzdem gut zurecht und bin optimistisch.

Genau genommen ist die schöne Einsamkeit nur ein schönes *Alleinsein*. Das Wort „einsam" ist zwar nicht auf Notvolles festgelegt, sondern es passt auch etwa zu Naturschönheiten wie dem „einsamen Strand", den ich genießen kann. Doch mein Genuss wird sich mit Schmerz verbinden, wenn ich mich dabei einsam *fühle*. Sich einsam zu *fühlen* ist nie etwas Schönes.

Nietzsche ist Protagonist eines Ideals der Einsamkeit *ohne* Gott, das seither im Existenzialismus viel Zuspruch erfahren hat. Der Däne *Søren Kierkegaard* (1813–1855), den man als Begründer der existenzialistischen Philosophie sehen kann, vertrat hingegen das Ideal der Einsamkeit *vor* Gott und repräsentierte damit ein Motiv mit langer Tradition im Christentum. Das Selbstverständnis des Mönchtums war sehr stark davon geprägt. Nietzsche sagte, dass man nur zu sich selbst finden kann, wenn man die Einsamkeit *ohne* Gott sucht, bejaht und verwirklicht, Kierkegaard sagte wie viele Asketen vor ihm, dass ich nur zu mir selbst finden kann, wenn ich die Einsamkeit *vor* Gott suche und bejahe. Zu verwirklichen gibt es dabei eigentlich nichts für mich, weil die einsame Gottesbegegnung nur dazu dient, dass ich mich selbst an Gottt verliere.

Das ist ähnlich verführerisch. Völlig unabhängig von allem Zeitlichen zu werden, um ganz frei für die Ewigkeit zu sein – ist es nicht das, was uns unbedingt angeht? Das scheint doch alle Religion zu sagen. Aber es geht genauso gegen unsere Natur wie Nietzsches einsames Übermenschentum. Es widerspricht dem, was wir brauchen. Der pietistisch erzogene Kierkegaard glaubte, dass ein wahrer Christ sich nicht von dem bestimmen lässt, was gesellschaftlich gesehen den menschlichen Bedürfnissen entsprechend beziehungsfördernd ist, sondern allein von den unmittelbaren Anordnungen Gottes, die sogar im krassen Gegensatz dazu stehen können. Er wurde nicht wahnsinnig dadurch, aber auch nicht glücklich. Nach heutiger Einschätzung würde man ihn wohl als chronisch depressiv bezeichnen. Er hätte gern geheiratet und kannte ein Mädchen, das ihn liebte, aber er wagte es nicht, sich zu seiner eigenen Liebe zu bekennen, um Gott nicht ungehorsam zu sein. Darum brach er die Beziehung ab (Koktanek 1962).

Auch Kierkegaard machte aus seiner Not eine Tugend, indem er das Angewiesensein auf Bedürfniserfüllung als Abhängigkeit definierte und die ausschließliche Abhängigkeit von Gott als wahre Freiheit. Sein Freiheit „ist die Freiheit des Einsamen und sie wird durch Vereinsamung erkauft", resümierte ein Kenner dieses großen Philosophen (ebd., 1962, S. 18).

Aus der Not des Einsamseins eine Tugend zu machen ist eine Sackgasse, genauso aber auch die Flucht vor der Einsamkeit. Letzteres sehr genau erkannt und beleuchtet zu haben, zeichnet die Existenzialisten aus. Kierkegaard etwa hat die verschiedenen Formen der Flucht scharfsinnig beschrieben und unter zwei Hauptaspekte zusammengefasst: „Verzweifelt man selbst sein wollen" oder „Verzweifelt nicht man selbst sein wollen" (Kierkegaard 1997). Der Existenzialismus hat Recht, wenn er fordert, sich der Einsamkeit zu stellen. Aber das kann nur gelingen, wenn es realistisch ist. Also darf ich aus der Einsamkeit kein Ideal machen, sondern ich muss meine Ideale dort suchen, wo sie der menschlichen Natur gemäß auch zu finden sind. Menschlich ideal sind gute Beziehungen und die höchste Beziehungsqualität und damit das begehrenswerteste Ideal heißt *Liebe*. Die Liebe ist das einzig wahre menschliche Ideal.

Hierin liegt nun auch das Verführerische der Flucht vor der Einsamkeit: Nichts eignet sich zur Rechtfertigung so gut wie die Behauptung, sie geschehe um der Liebe willen.

1.3 Die Pforte der Einsamkeit (Einsamkeit ertragen oder nicht, das ist hier die Frage)

Der jüdische Philosoph *Emmanuel Lévinas* (1906–1995) hat sich dafür ausgesprochen, das Phänomen der Einsamkeit nicht anthropologisch, sondern ontologisch zu bestimmen. Das heißt: Unsere spezifisch menschliche Einsamkeitserfahrung ist bereits in der Existenz des Daseins überhaupt angelegt: „Die Einsamkeit besteht genau in der Tatsache, daß es das Existierende gibt" (Lévinas 1984, S. 21). Bei dieser Voraussetzung, folgert Lévinas, greift es zu kurz, wenn man der Einsamkeit generell das Unglück und wie üblich der Kollektivität im Gegensatz dazu „das Glück zuspricht" (ebd., S. 18).

Das lateinische „existere", woraus das Wort „Existenz" entstand, heißt „heraustreten". Existenz hat einen Gegenstand, der als solcher aus der Masse des Vorhandenen heraustritt. Existent ist das, was ich von anderem Existentem trennen und unterscheiden kann. Alles Existente ist ein *Anderes*. Wenn ich den Baum vor meinem Fenster betrachte, weiß ich zwar, dass er ein Teil der Lebenseinheit seiner Umgebung ist, aber als existent begreife ich ihn nur, indem ich ihn als diesen einen Baum erkenne. Wenn ich dir auf meinem Spaziergang begegne, weiß ich zwar, dass wir beide zur Lebenseinheit der Spezies „Mensch" gehören, aber existent ist uns diese nur durch die Unterscheidung zwischen dir und mir. Miteinander gehören wir der Einheit des Menschseins an, aber nur dadurch, dass du *anders* bist als ich. Anders sein heißt aber unvermeidlich auch *fremd* sein.

Alle Individualität ist ein Fremdsein und kommt durch *Entfremdung* zustande. Geburt und Abtrennung der Nabelschnur ist die erste und grundlegende Entfremdungserfahrung auf dem Lebensweg und damit auch die erste und grundlegende Einsamkeitserfahrung. Die Säuglingsphase endet mit der zweiten großen Entfremdungserfahrung, wenn das Kind sich seiner selbst als Ich bewusst wird, und im dritten notwendigen Entfremdungsakt der Pubertät folgt die nächste „Abnabelung" dadurch, dass sich die Person nun auch ihrer Andersartigkeit der eigenen Familie gegenüber bewusst wird und sich aus der kindlichen Verbundenheit mit ihr löst. All das ist für eine gesunde Persönlichkeitsentwicklung notwendig und das Prinzip setzt sich nach der Jugend fort. Immer geht es um das Abschiednehmen von einer bisherigen Verbundenheit, das, weil die Zeit dazu gekommen ist, nicht ausbleiben darf. Es erfordert den Mut des Loslassens im neuen Wagnis der Freiheit; jede Alternative ist eine Form von pathogener Bindung: Unfreiheit, Abhängigkeit, Knechtschaft, Sklaverei. Aber das Loslassen, vom Schicksal unnachgiebig gefordert, kann als schmerzlicher Verlust erfahren werden, wobei das dominierende wahrgenommene Phänomen die durch den Verlust bedingte Einsamkeit ist. Das ist nichts anderes als *Trauer*. Die Einsamkeit des Trauerns ist unabdingbar für die Reifung zu innerer Unabhängigkeit.

Gemeinsamer Zielpunkt aller Trauererfahrungen, die uns das Schicksal zumutet, ist das letztendliche Loslassen von *allem*, was uns in der Existenz festhält. Uns ist schicksalhaft bestimmt, dass wir sterben müssen. Das verlangt nach dem Loslassen von allem, worauf wir doch eigentlich angewiesen sind. Auf diesen Zielpunkt läuft der Reifungsweg hinaus; er ist das, was uns letztlich unbedingt angeht. Alle Trauererfahrungen sind Übungen im Sterben, weil sie Übungen des Loslassens von Bindungen sind, auf die wir lieber *nicht* verzichten wollten.

Jeder Wachstumsschritt der Persönlichkeit wird mit dem Preis einer Entfremdung bezahlt. Reifung geht nicht ohne Einsamkeit. Ich brauche Mut zum Loslassen und Verlassen, manchmal auch Mut zu einem entschiedenen und einschneidenden Nein, wenn ich als Mensch meiner Bestimmung gemäß leben will. Das kann nur *Selbst*bestimmung sein, denn es kommt dabei auf das Wagnis meiner eigenen einsamen Entscheidungen an. Ein *fremd*bestimmtes Dasein hingegen steht der Persönlichkeitsreifung im Weg.

Besonders durch *Karl Marx (1818–1883)* wurde das Wort „Entfremdung" zum Zentralbegriff einer Entwicklung des Menschen, die ihn daran hindert, zu sich zu kommen und bei sich zu bleiben. Der entfremdete Mensch lebt am Leben vorbei, er entfaltet sein Potenzial entweder gar nicht oder auf krankhafte Weise, er verfehlt das Ziel und den Sinn seines Daseins. Darum hat das Wort „Entfremdung" auch als Synonym für „Sünde" Eingang in den theologischen Sprachgebrauch gefunden. „Sünde" heißt im Griechisch des Neuen Testaments „hamartia" und das bedeutet „Zielverfehlung". „Sündigen" ist demnach eigentlich ein Abirren vom Weg. Fremdbestimmung ist ein Abirren vom Weg der Selbstbestimmung. Entfremdung heißt, nicht mehr bei sich zu sein, fremdgesteuert oder aus dem Inneren heraus auf eine Weise getrieben, die der eigenen Natur widerspricht.

Es ist wesentlich, das Phämonen der notwendigen Entfremdung um der Persönlichkeitsreifung willen von der Entfremdung zu unterscheiden, die uns gerade dieses Ziel verfehlen lässt. Beides wird zu leicht verwechselt. Zum Beispiel wird behauptet, Entfremdung sei immer etwas Ambivalentes: einerseits fruchtbar und belebend, andererseits zerstörerisch. Das ist falsch. Eine Mischung von zielführender und zielverfehlender Entfremdung hat noch niemand gut getan, so wenig es einem Radfahrer gut tut, zeitweise auf dem Weg und zeitweise im Graben unterwegs zu sein. Zielverfehlungen sind unvermeidbar, aber Sinn haben sie nur, wenn wir daraus lernen, damit es uns fortan besser gelingt, die Spur zu halten. Die christliche Theologie neigt dazu, die negative Bestimmung des Begriffs „Entfremdung" von Marx ihrer traditionellen Erbsündenlehre einzufügen und darum die Reifungs-Entfremdung zu wenig in den Blick zu nehmen; der nicht-christliche Existenzialismus stülpt das Sündenparadigma um und macht aus der triebhaften Selbstentfremdung des Individuums, durch das es sich und seinen Beziehungen Schaden zufügt, die wahre Selbstverwirklichung in wahrer Freiheit.

Beides ist Entfremdung, aber mit unüberbrückbar gegensätzlicher Qualität: Die Reifungs-Entfremdung ist naturgemäß gesund, der Mensch braucht sie, um das Ziel seines Daseins zu erreichen, während die andere Entfremdung Zielverfehlung bedeutet: Sie hemmt die Reifung, sie ist unnatürlich und ungesund, sie macht mich zum unmündigen Spielball der eigenen Triebe und der Interessen anderer.

Die Verwechslungen liegen nahe, weil beides Entfremdung ist und beides nur um den Preis der Einsamkeit zu haben ist. Aber dem qualitativen Gegensatz beider Entfremdungserfahrungen entspricht auch der qualitative Gegensatz beider Einsamkeitserfahrungen. Die Einsamkeit der Reifungs-Entfremdung ist „gute Einsamkeit", die Einsamkeit der Zielverfehlungs-Entfremdung ist „schlechte Einsamkeit", differenziert heute der Philosoph *Lars Svendsen* (Svendsen 2016) und meint prinzipiell damit dasselbe wie schon der bedeutendste Einsamkeitsforscher zur Zeit der Aufklärung, der Arzt *Johann Georg Zimmermann* (1728–1795), der die „wahre Einsamkeit" der „falschen Einsamkeit" entgegenstellte (Willberg 2023). Die „falsche" Einsamkeit ist sehr wohl *echte* Einsamkeit, falsch daran ist nur, dass sie zustande kommt, wenn man sich der wahren Einsamkeit entzieht, die wir Menschen alle brauchen, um zu reifen und innerlich unabhängig zu werden.

„Aber ist nicht auch die Einsamkeit eine Pforte?" fragt *Martin Buber* (1878–1965), jüdischer Philosoph wie Lévinas (Buber 1997, S. 122). „Die Einsamkeit kann nur ein transitorischer Zustand des menschlichen Gemütes sein", stellte genauso auch der jüdische Philosoph *Hermann Cohen* (1842–1918) fest (Cohen, 1959). Die Überlegungen der jüdischen Philosophie haben grundsätzlich mit der Reflexion des Schicksals der jüdischen Gemeinschaft zu tun, das bis heute vom roten Faden kollektiv und individuell erfahrener Ablehnung durch Nichtjuden durchzogen ist.

Einsamkeit als Pforte – das ist ein schönes Bild. Wir müssen da durch auf unserem Reifungsweg. Manchmal kommt sie uns so eng vor wie ein Nadelöhr, als sei es ganz unmöglich, sie zu durchdringen; die Jesusgeschichte vom „Reichen Jüngling" führt uns das vor Augen, der einsam in seinem Besitz gefangen blieb, weil er nicht loslassen konnte. Man wird wohl sagen dürfen, dass jede Einsamkeitspforte so schmal ist, dass wir nur hindurchpassen, wenn wir das loslassen, was uns jetzt genommen werden soll, damit wir reifen können. Persönlichkeitsreifung ist Fortschritt auf dem Weg der Freiheit durch zunehmende innere Unabhängigkeit.

Im Unterschied zur Instinktsicherheit der Tiere ist der Mensch nicht nur in der Lage, intellektuelle Urteile zu fällen, sondern er kann auch gar nicht anders. „Intellektuell" bedeutet mit Verstand und Vernunft; der Intellekt ist dem Wortsinn nach eigentlich die „Einsicht". Jede Einsicht ist durch einen Abstand des Einsehenden zu dem bedingt, was er sieht. Mit jeder Einsicht machen wir uns ein Bild von dem, was wir sehen. Diese menschliche Eigenart ist sehr irrtumsanfällig. Wahrhaftiges Einsehen ist gar nicht selbstverständlich, es will gelernt und lebenslang geübt sein, und oft müssen wir dazu erst einmal schmerzlich einsehen, die Spur der Wahrhaftigkeit und Wahrheit verfehlt zu haben, wir müssen überhaupt erst einmal zur Einsicht kommen. Alles Verfehlen der rechten Einsicht ist riskant, weil die Abirrung in fatale falsche Wege münden kann, die wir dann auch noch wie die Geisterfahrer aus Angst vor der demütigenden Erkenntnis unseres Irrtums erst recht als das einzig Wahre beschwören, weil nicht sein kann, was nicht sein darf. Irren ist menschlich und um viel zu lernen müssen wir auch viele Fehler machen, aber riskant sind solche Weichenstellungen, mit denen wir uns wahrhaftiger Einsicht verschließen.

Besonders in Krisenzeiten fällt es uns schwer, klaren Kurs zu halten, wir kommen ins Schleudern und rutschen hin und her zwischen gesunder und kranker Entfremdungserfahrung. Weichenstellende Fehleinschätzungen gehören nicht notwendig dazu, aber es wird wohl kaum einen Menschen geben, bei dem sie ausbleiben. Wir schaden uns selbst und unseren Beziehungen dadurch, mitunter nachhaltig, mitunter irreversibel. Das heißt: Wir werden *schuldig* und alles Schuldigwerden macht einsam. Aber das Schuldigwerden in der Kontinuität der Reifungsprozesse geht kaum sehr tief; es lässt sich, wenn man will, leicht verstehen und verzeihen und auch bejahen um des Lernens willen, während das rechthaberische Schuldigwerden aufgrund jener Weichenstellungen wie Gift die Qualität der Beziehungen und des eigenen Lebens zersetzt.

Zielverfehlungen dieser Art sind Selbstverfehlungen: Ich bin nicht bei mir, ich bin nicht für mich, ich bin mir selber fremd und verhalte mich feindlich gegen mich selbst. Der Irrtum veranlasst mich dazu, mir selbst Schaden zuzufügen, und das ist untrennbar damit verbunden, dasselbe auch den anderen anzutun, zu denen ich in Beziehung stehe.

Wer unabhängig sein will, der „soll und muß ganz er selbst sein", schrieb der Religionsphilosoph *Johannes B. Lotz* (1993–1992), der sich viel mit dem Thema „Einsamkeit" beschäftigt hat (Lotz 1967, S. 37). Ganz ich selbst sein heißt, ganz zu mir gekommen zu sein. Dazu muss ich mich von den Äußerlichkeiten abwenden und mich dem Inneren zuwenden. Mein Inneres ist kein mystischer Erleuchtungsraum in meinem Geist, sondern meine leibliche Wirklichkeit im Hier und Jetzt. Diese Zuwendung heißt *Achtsamkeit* (Willberg 2022). Ich schwirre nicht von einem äußeren Eindruck zum andern, sondern ich nehme wahr, was

1.3 Die Pforte der Einsamkeit

in mir ist. Alles Wahrnehmbare in mir ist leiblich. Mitten in mir ist der Atem. Ich wende mich dem Inneren zu, indem ich mich dem Atem zuwende. Zuwendung ist nichts anders als Aufmerksamkeitslenkung: Ich lenke meine Aufmerksamkeit auf den Atem. Der Atem ist aber nicht isoliert in mir, sondern er steht in enger Verbindung mit meinem ganzen Leib. Dementsprechend kann meine Aufmerksamkeit auch durch den ganzen Leib wandern, ohne dabei die Wahrnehmung des Atems zu verlieren. Ich kann diesen Vorgang steuern, indem ich meine Aufmerksamkeit bei dem verweilen lasse, was sich ihr gerade anbietet, oder sie weitergleiten lasse.

Wer mag, kann Achtsamkeits*übung* dazu sagen. Es ist aber eine Übung eigener Art. Üblicherweise heißt üben, dass man aufpassen muss, nichts falsch zu machen. Aber die Übung der Abkehr vom Äußerlichen zum Inneren beziehungsweise von der Oberflächlichkeit zur Tiefe ist nichts als ein völlig freiwilliges Wahrnehmen. Ich kann dabei gar nichts richtig oder falsch machen, sondern ich entscheide mich völlig selbstständig dafür, meine Aufmerksamkeit dieser oder jener Wahrnehmung zu widmen. Zudem kann ich mich entscheiden, sie wieder auf den Atem zu richten, wenn sie gerade bei irgendeinem Körpergefühl oder Gedanken war. Aber ich *muss* es nicht. Die Freiheit ist das Entscheidende. Man kann nicht gezwungen zur Freiheit kommen.

Wir unterscheiden normalerweise zwischen Körperwahrnehmungen und Gedanken, weil Gedanken eine andere Wahrnehmungsqualität haben als Körperwahrnehmungen. Den Juckreiz erlebe ich als eigenständige Wahrnehmung, aber sobald er auftritt, sind auch schon Gedanken dabei. Alle Gedanken wiederum erscheinen im Bewusstsein auf bildhafte Weise. Es gibt im Bewusstsein keinen ganz abstrakten „reinen" Gedanken, sondern jeder Gedanke hat eine bildhafte Erscheinungsform; man nennt das ein *Phänomen*. Der Gedanke ist genauso ein Wahrnehmungsphänomen wie der Juckreiz. Das Wort *Phä*nomen ist eng verwandt mit *Phanta*sie, beides kommt vom griechischen Verb *phaíno* – „erscheinen". Eine Phantasie ist die bildhafte Erscheinung, mit der ein Gedanke ins Bewusstsein tritt. Wir fantasieren unentwegt, weil unsere Gedanken genau wie alles Wahrnehmbare in unserem Inneren selbsttätige leibliche Phänomene sind. Wir nehmen sie im Kopf wahr, weil sie ein Produkt des Gehirns sind, das dort relativ unabhängig von den anderen leiblichen Phänomenen auftritt. So wie ich unmittelbar mein Herz spüren kann, spüre ich in Form der Gedanken auch mein Gehirn. Nur hat das Spüren eine andere Qualität. Trotzdem ist das Gehirn ein leibliches Organ wie alle andern Organe und die als Fantasien wahrgenommene Tätigkeit dieses Organs ist nichts weiter als eine leibliche Erscheinung unter anderen, nur eben mit einer anderen Wahrnehmungsqualität.

Die Hinwendung zum Inneren ist die Hinwendung zum *leiblich* Inneren, weil innen gar nichts anderes als Leibliches zu finden ist. Nur dort, in der ausschließlichen Leiblichkeit, bin ich selbst, und darum finde ich mich auch nur dort selbst. Im Inneren meiner Leiblichkeit existiere ich ganz für mich und um ganz für mich ganz bei mir zu sein brauche ich den Mut zur Einsamkeit. Abwendung vom Äußerlichen ist auch Abwendung von dem, was mich äußerlich mit den andern verbindet.

Wenn ich die äußerliche Verbundenheit mit den andern loslasse und mich ganz mir selbst zuwende, dann begegne ich auch nur mir selbst. Ich finde mich selbst so, wie ich mich mir gerade *vor*finde, nicht so, wie ich mich gern hätte. Ich finde mich so vor, wie ich gerade bin. Ich komme also zu meiner Wirklichkeit. Wenn meine Wirklichkeit unangenehm ist, bedeutet achtsame Selbstwahrnehmung, dass ich mich dem Unangenehmen ebenso stelle wie dem Angenehmen.

Ob es irgendein körperliches Unwohlsein ist, ein Schmerz etwa, ein Juckreiz, eine Anspannung: Ich begegne mir selbst darin und darf *mich* annehmen, indem ich *es* annehme. Es darf so sein wie es ist. Ich kann mich aber auch frei dafür entscheiden, ewas dagegen zu tun, wenn es mir möglich ist, weil es mir damit besser geht.

Ich kann mich auch frei dafür entscheiden, genau wie alle andern leiblichen Phänomene den Fluss der Gedanken anzunehmen. Alles, was mir gerade durch den Kopf geht, darf so sein, wie es gerade ist. Selbsttätig so wie zum Beispiel meine Darmtätigkeit in diesem Augenblick vollzieht sich zugleich auch selbsttätig meine gedankliche Gehirntätigkeit. Ich muss weder das eine noch das andere beeinflussen; ich kann mich frei dafür entscheiden, die Phänomene einfach nur wohlwollend wahrzunehmen. Meine Fantasien dürfen sein, wie sie sind, sie müssen nicht so werden, wie ich sie gern hätte. Zum Beispiel dürfen jetzt auch sehr schmerzliche Erinnerungen in Erscheinung treten. Der Fluss der Gedanken kommt und geht genauso wie meine Darmbewegungen auftreten und vergehen, genauso wie mein Atem kommt und geht. Meine ganzes Selbst pulst organisch aus sich selbst heraus. Ich kann mich auch entscheiden, Einfluss zu nehmen, soweit es möglich ist, aber ich muss es nicht.

Wohlwollendes Annehmen ist *Akzeptanz*. Grund für das Wohlwollen ist das *Vertrauen*. Selbstakzeptanz ist *Selbstvertrauen*. Gewöhnlich denken wir bei Selbstvertrauen an die Folge eines vertrauensfördernden Umgangs mit uns selbst. Das ist nicht falsch, aber einseitig, denn wesentlich ist für das Selbstvertrauen der Entschluss, das *Wagnis* des Vertrauens einzugehen: Ich lasse mich auf mich selbst ein, ich bin es mir wert. Ich scheue die Begegnung mit mir selbst nicht, weil ich glaube und hoffe, dass etwas Gutes daraus wird. Ich lasse mich weder vom Vorurteil bestimmen, schlecht zu sein, noch von der Angst vor dem Unangenehmen, das in mir zum Vorschein kommen kann. Aus dem gewagten Vertrauen wird das bestätigte Vertrauen. Mein Selbstvertrauen wächst.

Wenn ich zu mir selbst komme, dann komme ich zu mir selbst als Teil des Ganzen, dem ich angehöre. Ich nehme mich selbst ja nicht als etwas von meiner Umwelt Abgeschlossenes wahr, sondern in ständiger unmittelbarer Interaktion mit ihr. Stärkstes wahrnehmbares Bindeglied zum natürlichen Ganzen, dessen Teil ich bin, ist der Atem. Aber auch die Sinneswahrnehmungen haben es zu einem großen Teil mit der Umgebung zu tun. Fast immerzu höre ich irgendetwas und selbst wenn ich die Augen schließe, scheint das Licht noch durch die Lider; meine Haut lässt mich spüren, wo ich mich gerade befinde, wie auch die Druckempfindungen an den Berührungsflächen mit der Umgebung, an die mich die Schwerkraft zieht.

Unser Gehirn ist so eingerichtet, dass es auf die Übung der Achtsamkeit reagiert, indem es das Empfinden des Abgegrenztseins von der Außenwelt reduziert und das Empfinden harmonischer Verbundenheit und das empathische Mitempfinden steigert (Willberg 2019). Biologisch betrachtet lässt sich daraus folgern, dass Selbstfindung und Selbstvertrauen nicht auf Isolation ausgerichtet sind, sondern auf *Integration*. Wenn ich durch die Pforte der Selbstfindung trete, erschließt sich mir in dieser Tiefe eine Verbundenheit mit dem Ganzen, dem ich angehöre, die mir in der Oberflächlichkeit der Äußerlichkeiten nicht zugänglich wird. Lotz spricht von einem „Wechselbezug": „In dem Maße, wie er sich selber findet, wächst in ihm die Offenheit; und in dem Maße, wie die allumfassende Offenheit in ihm wächst, findet er sich selbst. Daher schließt die Wendung nach innen notwendig die Wendung nach außen ein, und zwar nicht im Sinne des Verlierens seiner selbst, sondern des Findens seiner selbst gerade im anderen" (Lotz 1967, S. 37). Eine Beziehung dieser Art kann frei, gut und beglückend sein, denn „jeder von beiden ist ganz er selbst, und jeder von beiden ist ganz im andern". Mit andern Worten: Aus der Selbstakzeptanz komme ich zur Akzeptanz der andern und aus beidem kann mit wachsendem Vertrauen Liebe werden. Reifung heißt stets in dieser Richtung *unterwegs* zu bleiben. Indem wir Liebe lernen, lernen wir auch das Loslassen und Sterben, und indem wir das Loslassen und Sterben üben, um innerlich unabhängiger zu werden, üben wir uns im Vertrauen und in der Liebe.

Der Wechselbezug ist symbolisch für das ganze Leben im Stoffwechsel wahrnehmbar, besonders in Atem. Ich atme aus, weil ich einatme – nicht umkehrt. Aber das Einatmen bildet eine Sinneinheit mit dem Ausatmen. So vollzieht sich auch achtsame Lebenspraxis im Wechselverhältnis von „Sammlung und Offenheit", wie Lotz es ausdrückt. Sammlung oder Offenheit sind „aufs das innigste und untrennbar verknüpft; ja die Sammlung vollendet sich als solche erst in der Offenheit, wie auch umgekehrt die Offenheit einzig durch die Sammlung ermöglicht wird." Die Offenheit „gründet in der Sammlung" (ebd., S. 88 f).

Wenn ich also nicht aus Angst vor der Begegnung mit mir selbst in die Selbstentfremdung oberflächlicher Beziehungen flüchte (bei Kierkegaard heißt das „verzweifelt nicht man selbst sein wollen") noch in die Selbstentfremdung einer selbstsüchtigen oder fremdbestimmten Selbstverwirklichung (bei Kierkegaard heißt das „verzweifelt man selbst sein wollen"), sondern mich bejahend meiner tatsächlichen Wirklichkeit hier und jetzt stelle und aussetze, dann schließe ich damit auch meine Tür zu den andern auf. Das ist psychologisch gut nachvollziehbar: Authentisch begegnen kann ich den andern nur, wenn ich ihnen und mir selbst nichts vormache, und ehrlich annehmen kann ich die andern auch nur so, wie sie tatsächlich sind, wenn ich mich selbst akzeptiere, wie ich bin. Frei zu einer guten, vertrauensbestimmten Beziehung kann ich ferner nur sein, wenn ich innerlich von den andern unabhängig bin, denn mit meinen Forderungen an sie binde ich nicht nur sie an mich, sondern auch mich selbst an sie, so wie sie mit ihren Forderungen mich versklaven, wenn ich es mit mir machen lasse. Konkret auf die Einsamkeit bezogen heißt das: Die Einsamkeit ist mir Pforte zur Gemeinschaft statt Sackgasse zur Vereinsamung, wenn ich mich ihr wohlwollend stelle, statt vor ihr zu flüchten, indem ich mich darauf einlasse, allein für mich selbst zu sein, um ganz zu mir zu kommen. Durch die Akzeptanz meines Daseins hier und jetzt, so wie es wirklich ist, werde ich unabhängig von den eigenen Forderungen den andern gegenüber, meine Einsamkeit zu beenden, wie auch unabhängig von ihren Forderungen an mich, die mich einsam machen, weil sie mich ihnen und mir selbst entfremden. Lotz hat recht, wenn er zugespitzt schreibt: „Die Flucht vor der Einsamkeit erzeugt die Vereinsamung; einzig die Einkehr in die Einsamkeit überwindet die Vereinsamung" (ebd., S. 90).

Fallbeispiel: Sie befreit sich aus der Co-Abhängigkeit
Weil Frau B. mit einem Alkoholiker verheiratet war, suchte sie seit einiger Zeit eine Angehörigengruppe auf. Dort fand sie Stärkung ihres Selbstvertrauens, um sich aus der Co-Abhängigkeit zu befreien. Ihr Mann schien eine Weile trocken geblieben zu sein, aber sie stellte fest, dass er wieder verstecke Alkoholvorräte angelegt hatte. Darum vereinbarte sie einen Paarberatungstermin mit ihm zusammen. Sie selbst eröffnete das Gespräch, indem sie sich ihrem Mann zuwandte und sagte: „Ich weiß, dass du wieder trinkst." Damit war die Sitzung beendet, denn er stand wortlos auf und lief davon.

Frau B. blieb konsequent und ließ sich auf keinen Kompromiss mehr ein. Das führte zu Trennung und Scheidung, weil ihr Mann nicht zugunsten der Partnerschaft gegen seine Abhängigkeit vom „Hausfreund Alkohol", wie Frau B. das nannte, vorging. Sie fand den Mut, sich aus der quälenden Einsamkeit in der Ehe abzuwenden, loszulassen und durch das Tor der neuen Einsamkeit zu sich selbst zu kommen.

In der Angehörigengruppe wuchs die Sympathie zwischen ihr und einem ebenfalls geschiedenen Mann, der auch zu innerlicher Unabhängigkeit gefunden hatte. Nach vielen und langen Gesprächen entschlossen sie sich zu einer neuen Partnerschaft miteinander. Sie sind seit Jahrzehnten glücklich verheiratet.

Die zurückliegende Lebensgeschichte gab Frau B. noch manche einsame Auseinandersetzung mit ihrem Schicksal auf, aber sie stellte sich auch dem und wuchs daran. Dadurch wurde sie anderen Personen mit ähnlichem Schicksal je länger je mehr zu einem ermutigenden Vorbild.

Literatur

Battegay, R. (1987). *Depression: Psychopysische und soziale Dimension, Therapie*. 2., überarb. u. ergänzte Aufl. Bern, Stuttgart, Toronto: Hans Huber.

Buber, M. (1997). *Ich und Du*. Heidelberg: Lambert Schneider.

Cohen, H. (1959). *Religion der Vernunft aus den Quellen des Judentums*. Nach d. Manuskript d. Verf. neu durchgearbeitet u. mit einem Nachwort versehen v. B. Strauß. 2. Aufl. Köln: Joseph Melzer.

Fromm, E. (1974). *Anatomie der menschlichen Destruktivität*. 2. Aufl. Suttgart: Deutsche Verlags-Anstalt.

Hall, C.S., Gardner, L. (1978). *Theorien der Persönlichkeit*. Bd. 1. Aus d. Amerik. übert. v. H.D. Rosacker. München: C.H. Beck.

Hermann, D. (2000). Art. „Schleiermacher, Friedrich Daniel Ernst – II. Theologie". Die Religion in Geschichte und Gegenwart: Handwörterbuch für Theologie und Religionswissenschaft, 3. Aufl. (RGG[3]), 1426–1435.

Kierkegaard, S. (1997). *Die Krankheit zum Tode*. Aus d. Dänischen übersetzt u. mit Anmerkungen versehen v. G. Perlet, Nachwort U. Eichler. Stuttgart: Philipp Reclam jun.

Koktanek, A.M. (1962). *Schellings Seinslehre und Kierkegaard*. Mit Erstausgabe d. Nachschriften zweier Schellingvorlesungen v. G.M. Mittermair und S. Kierkegaard. München: R. Oldenbourg.

Kölbel, G. (1960). *Über die Einsamkeit: Vom Ursprung, Gestaltwandel und Sinn des Einsamkeitserlebnisses*. München/Basel: Ernst Reinhardt.

Lévinas, E. (1984). *Die Zeit und der Andere*. Übers. u. mit einem Nachwort versehen v. L. Wenzler. Hamburg: Felix Meiner.

Lotz, J.B. (1967). Das Phänomen der Einsamkeit im Lichte der personalen Anthropologie. In: Bitter, W. (Hg.). *Einsamkeit in medizinisch-psychologischer, theologischer und soziologischer Sicht*. Ein Tagungsbericht: Suttgart: Ernst Klett.

Nietzsche, F. (2005). *Also sprach Zarathustra: Ein Buch für Alle und Keinen*. Köln: Anaconda.

Schadel, E. (2008). *Trinität als Archteyp? Erläuterungen zu C.G. Jung, Hegel und Augustinus.* Schriften zu Triadik und Ontodynamik, Hg. H. Beck, E. Schadel, Bd. 26. Frankfurt a.M.: Peter Lang.

Schmid, W. (1991). *Auf der Suche nach einer neuen Lebenskunst: Die Frage nach dem Grund und die Neubegründung der Ethik bei Foucault.* Frankfurt a.M.: Suhrkamp.

Shakespeare, W. (2002). *Hamlet Prinz von Dänemark.* In: Shakespeare, W. Sämtliche Werke. Übers. v. A.W. v. Schlegel u. L. Tiek. St. Gallen: Otus. 491–526.

Spitzer, M. (2016). Einsamkeit – erblich, ansteckend, tödlich. *Nervenheilkunde 35/11,* 734–741.

Splett, J. (1965). *Die Trinitätslehre G.W.F. Hegels.* Symposion, Hg. M. Müller et al., Bd. 20. Freiburg i.B., München: Karl Alber.

Svendsen, L. (2016). *Philosophie der Einsamkeit.* Aus d. Norw. v. D. Stilzebach. Wiesbaden: Berlin University Press.

Thomas, K. (1994). Art. „Selbstmord". In: Arnold, W., Eysenck, H.J., Meili, R. (Hg.). *Lexikon der Psychologie,* Bd. 3. 12. Aufl. Freiburg, Basel, Wien: Herder.

Tillich, P. (1964). *Die verlorene Dimension: Not und Hoffnung unserer Zeit.* 2. Aufl., Stundenbuch 9. Hamburg: Furche.

Wieland-Burston, J. (1995). *Einsamkeit: Zeiten des Rückzugs – Zeiten der Entwicklung.* Aus d. Amerik. übertr. v. O. Rinne. Stuttgart: Kreuz.

Willberg, H.A. (2019). *Das ganze Ja zum Leben: Christliche Spiritualität der Achtsamkeit.* Kevelaer: Butzon & Bercker.

Willberg, H.A. (2022). *Entspannung und Achtsamkeit: Unterschiede und Gemeinsamkeiten.* Springer-Essentials. Berlin, Heidelberg: Springer.

Willberg, H.A. (2023). *Einsamkeit und Vereinsamung: Ein interdisziplinärer Überblick mit Impulsen für Praxis und Politik.* Berlin: Springer.

Nähe und Distanz 2

2.1 Die Flucht vor der Einsamkeit (Selbstsuche oder Selbstsucht, das ist hier die Frage)

Je weniger ich tatsächlich bei mir selbst bin, desto verzweifelter bemühe ich mich, meine Identität zu erzwingen, indem ich mein Selbst aufblase oder aufgebe. Wir sind so anfällig für Wichtigtuerei und Vereinnahmung, weil wir ein unsagbar starkes Bedürfnis haben, dazuzugehören, anerkannt und geschätzt zu sein (Vanier 2001). Wo unsere stärksten Bedürfnisse liegen, da befinden sich auch die Türen zu unseren gefährlichsten Süchten. Ehrliche Selbstsuche nimmt das Bedürfnis, wichtig zu sein, dazuzugehören und dankbare Anerkennung zu finden, unbedingt ernst und richtet ihren Kompass danach aus. Wenn wir das vernachlässigen, machen wir uns selbst etwas vor. Dann kippt die Selbstsuche zur Selbstsucht um. Wir werden verzweifelt süchtig danach, wir selbst zu sein oder verzweifelt süchtig danach, nicht wir selbst zu sein. Wir suchen unser Heil in egoistischer Selbstverwirklichung oder scheinbar altruistischer Selbstaufgabe. Aber es ist eine verzweifelte Suche, weil wir innerlich dabei gespalten sind, so wie ein Süchtiger auch sonst ja eigentlich ganz genau weiß, dass er mit seiner Sucht nur mit zerstörerischer Konsequenz ersetzt, was er sich eigentlich wünscht. Die Hauptursache aller Süchte ist die Ersatzbefriedigung des größten menschlichen Bedürfnisses: In stabilen vertrauensbestimmten Beziehungen sowohl echte Geborgenheit als auch echte Anerkennung zu erfahren.

Soziale Isolation kann aus mangelndem Selbstbewusstsein hervorgehen: Ich bin sozial ängstlich, weil ich mir meiner selbst nicht sicher bin. Darum scheue ich mich davor, Beziehungen in einer Weise zu pflegen, deren Frucht die Erfahrung ist, für andere wichtig zu sein. Ich vereinsame, auch wenn viele andere um mich sind. Weil ich ein Mensch bin, habe ich aber das sehr starke Bedürfnis, wichtig zu sein. Darum kompensiere ich Selbstunsicherheit und Einsamkeit, indem ich mich selbst wichtig *mache*. Ich werde also auf irgendeine Weise zum Wichtigtuer. Ich mache mich vor den andern zu einem Riesen, indem ich mich aufblase (Willberg 2022). Oder ich versuche mich dadurch wichtig zu machen, dass ich mich andern Menschen anpasse, mich für sie einsetze und ihnen opfere. Es ist paradox: Obwohl die beiden Maximen gegensätzlichen Richtungen zustreben, laufen sie doch auf dasselbe Ziel hinaus: So oder so suche ich nach Anerkennung (Elbing 1991).

Anerkannt zu sein, wichtig zu sein, geschätztes Mitglied einer Gemeinschaft zu sein, gebraucht und gewollt zu sein, ist unser tiefstes menschliches Bedürfnis. Wenn wir für uns selbst Verantwortung übernehmen, dann geben wir diesem Bedürfnis den Rang, den es beansprucht. Es ist aber so wie bei allen Bedürfnissen: Entweder komme ich auf gesunde Art zur echten Erfüllung oder auf kranke Art zu einer Pseudo-Erfüllung als Ersatz für die echte, als Kompensation. Wichtigtuerei und selbstentfremdende Anpassung sind Pseudo-Erfüllung des Bedürfnisses, dazuzugehören und Anerkennung zu finden.

Insbesondere der Soziologe und Einsamkeitsexperte *David Riesman* (1909–2002) hat den Zusammenhang von sozialer Isolation und Konsumismus aufgezeigt. Für das globale kapitalistische System ist die Selbstunsicherheit der Menschen, die sie inmitten der andern einsam macht, ein ergiebiger Nährboden für die Saat ihrer Konsumproduktion, deren Frucht das Geld ist (Elbing 1991; Schobin 2018). Je weniger die Menschen bei sich selbst sind, desto besser wächst die Saat. Weil das die Menschen krank macht, entstehen dem kapitalistischen System daraus Folgen, die seinen Wachstumszielen Probleme machen. Ein riesiges Folgeproblem sind die immensen Gesundheitsschäden, die daraus hervorgehen. Einerseits sind aber viele der dadurch krank gemachten Menschen die besten Konsumten und Untertanen, andererseits nimmt der Kaptialismus die selbsterzeugte kranke Gesellschaft zum Anlass, einen riesigen Gesundheitsmarkt aufzubauen. Für die Pharmaindustrie zum Beispiel gibt es nichts Bedenklicheres als nachhaltige Gesundheit, weil sie dadurch ihre Kundschaft verliert (Frances 2014; Kirsch 2009). Wo immer aber auf die Produktivität des Krankseins gesetzt wird, kann jedoch letztlich nur noch Kränkeres daraus werden, und bekanntlich heißt das kränkste Kranksein Sterben. Es ist, mit Kierkegaard gesprochen, eine „Krankheit zum Tode" (Kierkegaard 1997). Das kranke kapitalistische System der Habgier bedient sich der kranken Gesellschaft und kultiviert ihre Krankheit, damit die kranken Reichen immer noch mehr Reichtum raffen können, um den Preis der Zerstörung der gesunden Sozialität und der Natur. Der Geist der Habgier ist ein mörderischer Geist.

Das kranke System der Konsumgesellschaft gewinnt seine Festigkeit durch den Wechselbezug herausragender Wichtigtuer, die als Heroen gelten, und der Masse, die sie vergöttert. Das ist keine Erfindung des Kapitalismus, sondern seit jeher Kennzeichen kranker Kulturen. Der Wichtigtuer benutzt die ergebene Anhängerschaft zur Bestätigung seiner Wichtigkeit und ermöglicht ihren Mitgliedern, sich selbst in Vergötzung und Gefolgschaft zu verlieren. Der Wichtigtuer suggeriert seiner Gefolgschaft Einheit: Wir sind alle eins in der gemeinsamen Bindung an die Wichtigkeiten des Wichtigtuers und der Wichtigtuer sonnt sich im Glanz unserer Verehrung. Je besser ich mich anpasse und einfüge, desto mehr gehöre ich dazu (Bohn 2006). Aber durch das Haften am gemeinsamen Idol wird aus der Einheit nichts weiter als Uniformierung. Wir sind alle gleich, aber nur der äußeren Erscheinung nach. Es ist sogar gefährlich, etwas anderes als das äußerlich Gleiche vor den andern zu zeigen. Bist du ein Sonderling?

2.1 Die Flucht vor der Einsamkeit

Willst du etwas Besonderes sein? Du kommst in Verdacht, man geht auf Distanz zu dir. Du musst dich wieder anpassen, sonst wirst du mit deiner Eigenart ausgegrenzt.

Die Gesichter in der Menge, die uns umgibt, „sind nur eine Bildergalerie, wie Gespräche nur eine klingende Schelle, wo die Liebe fehlt", schrieb der britische Denker und Politiker *Francis Bacon* (1561–1626) in seinem Essay über die Freundschaft (Bacon 1986, S. 89), und dachte dabei zweifellos an den Apostel Paulus, dessen berühmtes „Hoheslied der Liebe" so beginnt: „Wenn ich mit Menschen- und mit Engelzungen redete und hätte die Liebe nicht, so wäre ich ein tönendes Erz oder eine klingende Schelle" (Bibel, Neues Testament, 1. Korinther 13,1). Sich in liebloser Gemeinschaft einsam zu fühlen kann das Schlimmste sein (Elbing 1991; Kölbel 1960; Poschardt 2006; Cacioppo und Patrick 2011). Die Lieblosigkeit besteht in der Verpflichtung auf die Harmonie des Äußeren. Wer du wirklich bist, interessiert nicht. Man braucht dich nicht, man benutzt dich nur, weil du gerade einen gewissen Zweck erfüllst. Man erwartet nur von dir, dass du deine Rolle so spielst, wie es sich gehört. Man sieht dich nicht an. Du bist nur Platzhalter und Lückenfüller, austauschbares Rädchen im Getriebe. Man dankt dir nicht, man ehrt dich nicht, weil du nicht wichtig bist. Man zapft ein bisschen Energie von dir, weil du gerade zugegen bist. Aber man hat kein Interesse, dir persönlich zu begegnen, dich wirklich kennenzulernen und dein Freund zu werden. Man hat Wichtigeres zu tun. „Die Menschen bleiben sich fremd und wissen nicht mehr von ihrer Tiefe", stellte Gerhard Kölbel schon 1960 in seinem tiefschürfenden Einsamkeitsbuch fest. „Sie sind sich nicht selbst, sondern nur hinsichtlich der Vor- und Nachteile interessant, die sie füreinander bedeuten" (Kölbel 1960, S. 172).

Erich Kästner hat den Schmerz der Einsamkeit in Gemeinschaft meisterhaft mit bitterem Humor in ein Gedicht gefasst (Kästner o. J.):

Einsam bist du sehr alleine.
Aus der Wanduhr tropft die Zeit.
Stehst am Fenster. Starrst auf Steine.
Träumst von Liebe. Glaubst an keine.
Kennst das Leben. Weißt Bescheid.
Einsam bist du sehr alleine -
und am schlimmsten ist die Einsamkeit zu zweit.

Wünsche gehen auf die Freite.
Glück ist ein verhexter Ort.
Kommt dir nahe. Weicht zur Seite.
Sucht vor Suchenden das Weite.
Ist nie hier. Ist immer dort.
Stehst am Fenster. Starrst auf Steine.
Sehnsucht krallt sich in dein Kleid.
Einsam bist du sehr alleine -
und am schlimmsten ist die Einsamkeit zu zweit.

Schenkst dich hin. Mit Haut und Haaren.
Magst nicht bleiben, wer du bist.
Liebe treibt die Welt zu Paaren.
Wirst getrieben. Mußt erfahren,
daß es nicht die Liebe ist …

Bist sogar im Kuß alleine.
Aus der Wanduhr tropft die Zeit.
Gehst ans Fenster. Starrst auf Steine.
Brauchtest Liebe. Findest keine.
Träumst vom Glück. Und lebst im Leid.
Einsam bist du sehr alleine -
und am schlimmsten ist die Einsamkeit zu zweit.

Das Vereinsamen in Gemeinschaft lässt sich weder an den Kritieren der sozialen noch an denen der emotionalen Isolation festmachen. Die Dunkelziffer der Betroffenen dürfte hoch sein. Sehr häufig verbirgt sich wahrscheinlich die erfahrene Vereinsamung hinter äußerer Harmonie. Die empirisch messbare soziale und emotionale Isolation ist nur die Spitze des Eisbergs der Vereinsamung (Willberg 2023).

„Einsam ist man also oft gerade, wenn man nicht allein ist, während im Alleinsein sich das Empfinden engster Beziehungen durchaus noch steigern kann", gab der Soziologe Hans Peter Dreitzel zu bedenken (Dreitzel 1970, S. 7 f.). Es kommt darauf an, welche Art von Ansehen wir genießen. Äußeres Ansehen tut uns gut, auch das ist ein Bedürfnis. Aber ich bin nicht mein Äußeres und wenn deine Wertschätzung für mich nicht weiter reicht, dann dringt sie nicht durch bis zu mir selbst. Wenn ich mich aber von dir angesehen weiß, wie ich ohne mein Äußeres bin, an dem du Gefallen hast, dann verbindet uns das in echter Freundschaft. So haben wir eine echte, gute Beziehung zueinander. Wenn wir allein sind, bleibt sie dennoch lebendig und stabil. Dann sind wir allein, aber wir fühlen uns nicht einsam.

Die Äußerlichkeit der Beziehungen verstärkt sich durch Urbanisierung, den Trend zum Alleinleben und die Allgegenwart der Medien. Es ist paradox, aber es lässt sich vor dem Hintergrund der Unterscheidung äußerlicher, oberflächlicher Gemeinschaft und echter freundschaftlicher Beziehung auch gut nachvollziehen: Je näher die Menschen in Ballungszentren beieinander wohnen und je stärker sie medial vernetzt sind, desto mehr Vereinsamung entsteht unter ihnen und desto weniger engagieren sie sich füreinander (Dragolov et al. 2019).

Alle Gleichschaltungsideologien sind *totalitär*, das heißt: Sie beanspruchen den Einzelnen als Teil der Masse *total,* und das heißt wiederum: Sie erlauben ihm nicht, ein anderer zu sein. Er darf nicht für sich selbst sein. Bis ins Intimste hinein wird die Privatsphäre zum transparenten Glashaus ohne Vorhang (Svendsen 2016). Nicht nur der immer dreister werdende politische Autoritarismus unserer Tage strebt darauf zu, sondern auch der scheinbar unabhängig davon agierende kapitalistische Konsumismus. Die so genannten Sozialen Netzwerke haben ausgeprägt totalitären Charakter (Willberg 2023), sie sind zum effektivsten Werkzeug der Gewinnsteigerung in den Händen der Superreichen geworden.

Wenn wir nicht vernünftig sorgsam auf gesunde Weise um die Erfüllung unseres Anerkennungsbedürfnisses bemüht sind, werden wir süchtig danach. So sehr das Einsamkeitsgefühl echter Schmerz ist, so sehr wirken auch alle möglichen Formen einer Zuwendung, die Anerkennung signalisiert, wie eine Belohnung auf unser Gehirn; der Wohlfühlstoff Dopamin wird ausgeschüttet, wir empfinden Dankbarkeit. Wenn wir nicht achtsam sind, lassen wir uns ungesunde Belohnungen gefallen und dadurch manipulieren, weil die Konsumgesellschaft darauf angelegt ist und wir auf Schritt und Tritt mit ihren verführerischen Angeboten zu tun haben. Die modernen Medien haben das ins Uferlose gesteigert und lassen nicht nach darin, weil es so viel Geld bringt. Den zur Generierung von Belohnungsreaktionen programmmierten Computersystemen können wir uns nicht entziehen, sobald wir mitmachen, und auf irgendeine Weise *müssen* wir mitmachen, weil wir andernfalls im gesellschaftlichen System nicht mehr zurechtkommen könnten. Auf Social Bots und Roboter mit empathischer Sprechweise und freundlicher Mimik und Gestik reagieren wir so dankbar, als wären es Menschen (Willberg 2023).

„Selbst der verweigerte Blick eines Wildfremden versetzt uns einen Stich", stand in einem Artikel über Einsamkeit des Magazins „Psychologie heute" (Saum-Aldehoff 2012). Diese Erfahrung kennen wir, je nach Sensibilität und Empathiefähigkeit, alle, man muss sich nur mal an seinen letzten Spaziergang erinnern. Die Begründung in jenem Beitrag leuchtet ein: Die schmerzliche Reaktion auf Zurückweisung ist wie andere Schmerzen auch ein Alarmsignal. Es weist biologisch darauf hin, dass etwas Lebenswichtiges zu kurz kommen könnte; zuviel Abweisung ist biologisch lebensgefährlich. „Isoliert zu sein", erklärt *John Cacioppo* (1951–2018), Hauptperson der empirischen Erschließung des Einsamkeitsphänomens in der psychologischen Forschung, „ist für ein Mitglied einer sozialen Spezies nicht nur gefährlich, es ist tödlich" (Cacioppo und Patrick 2011, S. XI). Er begründet das phylogenetisch: Im Lauf der Evolution hat der Mensch gelernt, wie sehr es für sein Überleben darauf ankommt, sozial gut eingebunden zu sein. Unserer Natur nach tun wir also gut daran, uns als hochgradig *soziale* Spezies zu begreifen (Spitzer 2019). So erzählt schon die biblische Schöpfungsgeschichte: „Es ist nicht gut, dass der Mensch allein sei" (Bibel, Altes Testament, Genesis 2,18).

Dementsprechend stark ist unser Beziehungsbedürfnis und wenn es nicht erfüllt wird, geraten wir psychosozial sehr leicht aus dem Gleichgewicht. Die individuelle Vernunft hat es in dem Maß schwer, wie das Beziehungsbedürfnis zu kurz kommt (Ernst 2002). Genauso erschwert wird aber auch durch den Mangel an echter Erfüllung des Beziehungsbedürfnisses das organisatorische gesellschaftliche Miteinander, das ja eigentlich gar nicht davon abhängen müsste, dass man sich nah ist, weil es zu weiten Teilen reicht, konstruktiv genug zu kommunizieren. Aber das wird brüchig, weil die soziale Vernunft verloren geht. Das erfüllte Beziehungsbedürfnis ist gewissermaßen der Mörtel des gesellschaftlichen Zusammenhalts (Fischer und Phillips 1982). Es ist sehr viel wert, wenn wenigstens die Oberfläche des organisatorischen Kommunizierens ein anständiges Maß der Konstuktivität aufweist: Dass man nett und höflich genug ist zueinander, dass man sich klar genug ausdrückt und gut genug zuhört, auch ohne persönliche Nähe. Aber je mehr sich das Miteinander auf die Oberfläche beschränkt, desto geringer ist die Bindungskraft des Mörtels. Es entsteht zu wenig Tragfähigkeit des Vertrauens und das Bedürfnis nach Beziehung wird nicht genügend gestillt, weil wir nicht bekommen, was wir eigentlich von den andern bräuchten: Dass sich jemand auf uns persönlich einlässt, dass man sich glaubhaft für uns persönlich interessiert, dass man echtes Mitgefühl und Verständnis erfährt, dass aus Bekanntschaft Freundschaft wird.

Ein Individuum, „das seine Freundschaften maximiert und seine Feindseligkeiten minimiert" (Cacioppo und Patrick 2011, S. 73), verhält sich evolutionär vorteilhaft, und unser „social brain" ist längst ganz darauf ausgerichtet, vor allem harmonische Beziehungszustände zu genererieren (Bauer 2021). Das heißt: Gesundheit als umfassendes Wohlbefinden, wie die WHO definiert, hängt davon ab, wie weit wir uns auf dieses gehirnorganisch vorgegebene Ziel zu bewegen.

Früher wusste das die Weisheit und der gesunde Menschenverstand, heute findet es in hohem Maß Bestätigung durch die Wissenschaft (Bauer 2007, 2015, 2019). Trotzdem hält sich nach wie vor die alte destruktive Mär aufrecht und wird ständig wieder neu aufgekocht, dass der Egoismus den Fortschritt der Menschheit bestimmt. Indem sie weiter diesem Wahnsinn folgt, schaufelt sich die Menschheit ihr eigenes Grab.

Ein Resultat der Dissertation des Pädagogen Thorsten Herbst über die Einsamkeit von Kindern ist das Erfordernis der „sozialen Mindestgeste" Kindern gegenüber, welche er als verlässliche, verbindliche „qualitativ genügende, begegnenden Hinwendung einer sozial verantwortlichen primären Bezugsperson" beschreibt. Es gehe darum, rechtzeitig den „notwendigen und nährenden Dialog" mit dem Kind zu suchen (Herbst 2010, S. 259). Sonst verhungert das Kind seelisch. Man muss die Kinder nicht dauern betüddeln, damit raubt man ihnen nur die Freiheit und verhindert ihre Selbstständigkeit. Aber man muss da sein für sie, wenn sie es brauchen, und ein Gespür dafür entwickeln. Der Psychiater, Neurobiologe und durchweg lesenswerte Bestsellerautor Joachim Bauer drückt sich ganz ähnlich aus, wenn er betont, wie wichtig für die Entwicklung des jungen Menschen der „Empfang einer Mindestdosis von verstehender Resonanz" ist (Bauer 2006, S. 107). Wenn umgekehrt ein Kind keine empathische Aufmerksamkeit erfährt, fühlt es sich einsam und verlassen (Asper 1991).

Ein anderes, aber kaum weniger einsamkeitsrelevantes Gebiet zur Kultivierung sozialer Mindestgesten respektive Minidestdosis verstehender Resonanz sind die *Umgangsformen*. Der verweigerte Blick ist zur Normalität geworden. Sehr viele Menschen grüßen nicht und erwidern keinen Gruß. Sie gehen ganz auf sich selbst bezogen durch die Bildergalerie der Menge, sie unterscheiden nicht mehr zwischen den Menschen und den Bildchen auf dem Smartphone (Rosa 2018), ein echter Mensch, der sie freundlich anschaut und grüßt, ist ihnen genauso egal wie ein solcher in einem Filmchen. Sie unterscheiden nicht zwischen echt und künstlich, sondern zwischen Unterhaltungsgraden. „Betont die in einer Gesellschaft gelebte Kultur Selbstbezogenheit, Egoismus und Materialismus," fasst der Einsamkeitsexperte Manfred Spitzer zusammen „so wird sich entsprechendes Verhalten bei den heranwachsenden jungen Menschen eher ausbilden. Entsprechend werden die Chancen für prosoziales Verhalten geringer und das Risiko von Einsamkeit größer" (Spitzer 2019, S. 34). Das liegt wie ein Mehltau über der achtsamen Aufmerksamkeit für soziale Mindestgesten, deren Pflege so viel gegen das Vereinsamungsproblem und für die Stärkung des sozialen Zusammenhalts bewirken könnte.

2.2 Gesunder Abstand und gesunde Verbundenheit (Frei sein oder nicht, das ist hier die Frage)

Weil der Mensch ein Beziehungswesen ist, wäre es falsch, *Einsamkeit* als ein mögliches Bedürfnis zu bezeichnen (Levend 2000). Aber *Alleinsein* ist ein Bedürfnis, und wenn es nicht genügend Erfüllung findet, gelingt uns auch das Zusammensein nicht recht.

Ein Basisbefund des Einsamkeitsforschers Eberhard Elbing war die Bestätigung der Erkenntnis des gesunden Menschenverstands, dass die Fähigkeit, allein zu sein, Voraussetzung der Beziehungsfähigkeit ist (Elbing 1991). Er kritisierte in seiner zu Beginn der 1990er-Jahre erschienen psychologischen Analyse des Einsamkeitsthemas, dass in der Sozialforschung aber eine Tendenz zu beobachten sei, „Alleinsein bzw. Einsamkeit vorwiegend als Störung des sozialen Kontaktes" zu betrachten (ebd., S. 3). Dem hielt er entgegen, dass ein Mensch nur wirklich zum andern finden kann, wenn er zu sich selbst gefunden hat.

Die Formulierung „Alleinsein bzw. Einsamkeit" deutet auf das Problem der sprachlichen Ungenauigkeit hin, von dem die Einsamkeitsforschung bis heute durchzogen und beeinträchtigt ist (Willberg 2023). Wer allein ist, muss sich nicht einsam fühlen, so wie man sich umgekehrt in der Gemeinschaft mit andern sehr einsam fühlen kann.

Wir müssen genauer hinschauen, was „Alleinsein bzw. Einsamkeit" mit Selbstfindung zu tun hat. Allein sein lernen und können ist Voraussetzung für Beziehungsfähigkeit, so viel steht fest. Andernfalls dienen die Beziehungen der Flucht vor dem Alleinsein. Es sind Formen des verzweifelten Bemühens, nicht man selbst zu sein: Selbstsüchtig brauche ich dich, damit ich nicht mit mir allein sein muss, weil mir davor graut, es mit mir allein aushalten zu müssen. Ich habe also ein gespaltenes Verhältnis zu mir selbst. Ich traue mir nicht. Ich möchte unbedingt vermeiden, unabgelenkt nur bei mir selbst zu sein. Ich bin mir das auch nicht wert.

Das sind immer Vorurteile. Wenn ich es wage, mich ganz auf mich selbst einzulassen, wenn ich es also wage, mir Vertrauen zu schenken, dann erlebe ich auch meine Vertrauens-*würdigkeit*. Wenn ich freundlich zu mir bin, werde ich mir selbst zum Freund. Ich gebe mir Vertrauen und empfange Selbstvertrauen. Mein Selbstvertrauen ermöglicht es mir, mit mir allein zu sein und allein zurechtzukommen. Daraus wird eine Spiralbewegung gesund wachsenden Selbstvertrauens. *Albert Bandura* (1925–2021), einer der einflussreichsten Sozialforscher des 20. Jahrhunderts, hat sie als das Prinzip der *Selbstwirksamkeit* beschrieben (Bandura 1997). Selbstwirksamkeit ist eines der zentralen Kriterien seelisch gesunder Persönlichkeitsentwicklung überhaupt.

Eine gesunde Vertrauensbeziehung zu mir selbst kann allerdings nur entstehen, wenn ich *ehrlich* zu mir selbst bin. Wohlwollend freundlich, aber doch auch schonungslos, schaue ich mich so an, wie ich wirklich bin. Ich beschönige nichts, ich leugne nichts. So bin ich geworden, so ist meine Realität. So darf es sein und es steht mir ja auch keine andere Wirklichkeit zur Verfügung. Ich sehe viel Dankenswertes, aber auch harte Einschnitte, Verwerfungen, definitive Begrenzungen, Verletzungen und Narben, Enttäuschungen, nicht wieder gut zu machende Fehler, viel Scheitern und Versagen. Es kann mich trösten mir vorzustellen, dass es allen andern auch so geht, wenn sie ehrlich zu sich sind, aber es relativiert meine eigenen Defizite nicht.

Wahrhaftig zu sich sich selbst zu kommen steht somit im Gegensatz dazu, sich selbst wichtig zu tun. Es demütigt. Aller Realismus ist demütigend. Ich bin nicht so toll, wie ich es gern hätte und wie ich es mir auch eingebildet hatte. Ich habe keinen Grund, mich als Wichtigtuer aufzublasen. Aber ich habe auch genauso wenig Grund, mich deswegen abzuwerten und abzulehnen. Ich *bin* wichtig, wichtig genug, so wie ich bin, und ich bin nicht nur in der Lage, das Beste aus mir zu machen, sondern darin liegt auch der Sinn meines Daseins. Die Welt braucht mich, so wie ich bin, nicht so, wie ich mich gern hätte.

Das alles gehört zum Spektrum der schmerzlichen Wahrnehmungen, wenn ich zu mir komme. Es sind Verlusterfahrungen; jede Verlusterfahrung ist aber zugleich auch eine Einsamkeitserfahrung. Es ist Trauer. Wenn ich mir das Vertrauen schenke, mich freundlich wohlwollend unabgelenkt auf mich selbst einzulassen, um ganz mit mir allein zu sein, dann ist dieses Alleinsein nicht identisch mit Einsamkeit, aber der Weg, den ich jetzt betrete, führt durch die *Pforte der Einsamkeit*. Ich entscheide mich dafür, meine Wirklichkeit so zu anzunehmen, wie sie ist, weil ich es mir wert bin. Der Weg durch die Pforte der Einsamkeit trägt mir nichts ein, was dazu geeignet wäre, mich wichtig zu tun. Aber dennoch lohnt er sich, denn ich werde unabhängig dadurch. Es ist der Freiheitsweg.

Darin liegt der tiefe und unersetzbare Wert dessen, was man mit den Begriffen *Autonomie* und *Selbstbestimmung* zu überschreiben gewohnt ist. Wir können auch von echter, gesunder, beziehungsfördernder *Selbstverwirklichung* sprechen. Autonomie ist so gesehen als innere Unabhängigkeit und Selbstwirksamkeit gerade das, was Beziehungsfähigkeit bedingt und ermöglicht (Sänger 1967) und damit grundverschieden von allem Formen der Selbstsucht.

Gesund und tragfähig sind Beziehungen nur in Freiheit: Mein Bedürfnis nach Gemeinschaft mit dir mag sehr stark sein, aber ich mache mich nicht davon abhängig. Ich flüchte mich nicht vor meiner Einsamkeit in die Bindung an dich. Wer sich bindet, weil er vor seiner Einsamkeit davonläuft, kettet sich nicht nur persönlich an die andern, sondern er kettet sie auch an sich selbst: Er klammert sich an sie und wird auch nicht bereit sein, sie wieder loszulassen. So „stürzen wir uns in Verhältnisse, die uns quälen, in Freundschaften, die wir leid werden, und in Umarmungen, die uns erdrücken", gibt der viel gelesene Weisheitslehrer *Henri Nouwen* (1932–1996) zu bedenken Dadurch verhindern wir, dass sich Freundschaft und Liebe entfalten können. Sie brauchen den Raum der Freiheit, „einen Raum der Güte und Furchtlosigkeit, in dem wir uns aufeinander zu- und voneinander wegbewegen können" (Nouwen 1984, S. 23 f.). Nouwen zitiert dazu einen schönen Sinnspruch des libanesischen Dichters *Khalil Gibran* (1883–1931) (ebd., S. 27):

Steht zusammen, doch nicht zu dicht
denn Zwischenraum halten die Säulen des Tempels,
und die Eiche wie auch die Zypresse gedeihen nicht,
wenn sie einander das Licht nehmen.

Das verzweifelte Bemühen, nicht man selbst zu sein, verlangt nach einem Gegenüber, das die eigene Identität ersetzt. Entsprechend hoch sind die Erwartungen. Aber einseitige Idealisierungen anderer Menschen können nicht der Realität entsprechen. So wenig es wirklichkeitsgemäß ist, wenn ich mich selbst wichtigtuerisch zu einem Idealbild aufblase, kann sich auf Dauer das Idealbild des andern bestätigen. Auch du bist, für dich allein genommen, so schwach, begrenzt, so unvollkommen wie ich, und so wie du dich selbst enttäuschst, wirst du auch mich enttäuschen. Ich bin vielleicht verliebt in dich oder himmele dich an als meinen großen Führer, aber das sind immer Zerrbilder. So bist du nicht. Nachhaltig zusammenkommen werden wir nur, wenn wir beide realistisch sind: Uns selbst und einander gegenüber. Alles Akzeptieren ist immer auch und sogar wesentlich ein Akzeptieren *trotzdem*, allerdings nicht gnädig von oben herab, sondern um des Dankenswerten willen, das wir vorfinden, wenn wir uns annehmen, wie wir sind.

2.2 Gesunder Abstand und gesunde Verbundenheit

Stabile primäre Beziehungserfahrungen in der frühkindlichen Entwicklung sind die Voraussetzung dafür, dass der heranwachsende Mensch sich selbst bejahen kann. Ich kann mich annehmen, weil ich angenommen bin. Darum kann ich nun auch mit mir allein sein (Storr 1990). Das mittlerweile neuopsychologisch nachgewiesene grundlegende dynamische Wechselverhältnis zwischen der Bindung an die primäre Bezugsperson und Autonomie als Selbstfindung, Selbstbestimmung, Selbstvertrauen, Selbstbewusstsein, Selbstwirksamkeit, Selbsverwirklichung, Selbstständigkeit und so weiter (Cacioppo 2011) hat der britische Kinderarzt und Psychoanalytiker *Donald Winnicott* (1896–1971) plausibel beschrieben. „Die Fähigkeit zum Alleinsein", erkannte Winnicott, ist „fast vollständig synonym mit emotionaler Reife" (zit. in Elbing 1991, S. 41). Für seine psychosozial gesunde Entwicklung benötigt das Kind den buchstäblichen *Spielraum*, um in Gegenwart einer Bezugsperson, vorzugsweise der Mutter, allein zu sein (Haubl 2009; Wieland-Burston 1995). Es handelt es nicht um ein Alleinsein in *Verlassenheit*, sondern unter der Bedingung der *Verlässlichkeit* und somit in Geborgenheit. Der Spielraum ist zugleich Schutzraum und Resonanzraum.

Entwicklungspsychologischer Sinn des Spielraums ist es, die ursprüngliche Abhängigkeit von den primären Bezugspersonen allmählich zu überwinden und dazu aber immer noch sehr auf sie angewiesen zu bleiben. Das Alleinsein zu erfahren, unvermeidbar auch als Einsamkeit, und damit zurechtzukommen, ist wesentliches Element davon, aber genauso geht es auch um die Entdeckung und Pflege der Beziehung zu anderen Menschen.

Es kommt für die gesunde Entwicklung sehr darauf an, dass der eigene, buchstäbliche Spielraum offene Türen zu denen der Kinder in der Umgebung hat (Weiss 1973), wie auch Verwandtschaft, Kindergarten und Schule dem Kind wesentliche Ausweitungen seines Bezugssystems auf dem Weg zur Selbstständigkeit ermöglichen. Von den primären Bezugspersonen verlangt das die Fähigkeit, achtsam sowohl spürbar genug Nähe zu gewährleisten als auch respektvoll Distanz zu wahren, dem Kind also nicht unnötig „in die Quere zu kommen", etwa durch übertriebene Belehrungen, Animationen und Maßregelungen.

Die Bezugspersonen können nicht beliebig wechseln, weil ihre Verlässlichkeit entscheidend dafür ist, ob eine tragfähige reziproke Vertrauensbeziehung zwischen ihnen und dem Kind entsteht, hat *John Bowlby* (1907–1990), der wohl bedeutendste Bindungsforscher des 20. Jahrhunderts, hervorgehoben (Bowlby 1973). Bowlby bestätigte auch Winnicotts Theorie (Storr 1990).

Reziprok ist die Vertrauensbeziehung, weil sie resonanzbestimmt ist: Die Mutter ist nicht nur für das Kind da, indem sie ihren Erziehungsjob macht, sondern indem sie auf ihre Art dieselbe Nähe zum Kind erlebt wie dieses zu ihr; die beiden bilden sozusagen ein unzertrennliches Team (Cacioppo und Patrick 2011). Darin liegt die Qualität des Schutzraums. Die primäre Bezugsperson ist nicht Aufpasserin mit Versorgungsfunktion, sondern unangefochtene Freundin.

Bowlby widerlegte die triebtheoretische Ansicht, wonach sich das Kind der Mutter bedient, um sich egoistisch seine Wachstumsressourcen daraus zu bilden. Die frühkindliche Bindung ist nicht Mittel zum Zweck, sondern sie ist als erfüllte Beziehung Selbstzweck, und in dieser Selbstzwecklichkeit resultiert daraus das nachhaltige Grundgefühl der *Geborgenheit*. Das Bindungsbedürfnis steht nicht im Dienst anderer Triebe oder Bedürfnisse wie Sicherheit, Essen und Sexualität, sondern es kann um seiner selbst willen sogar andere wichtige Bedürfnisse in den Hintergrund treten lassen, seiner hohen Bedeutung für das Glück wegen (ebd.).

Weil die Ermutigung zum Alleinsein in Geborgenheit so wesentlich für das Resonanzverhältnis in der frühkindlichen Entwicklungsphase ist, fokussiert Bowlby auch nicht nur die Säuglingsphase. Für sich selbst zu sein ist vielmehr gerade die große Chance und Herausforderung in der Zeit des heranreifenden Ichbewusstseins (Storr 1990). Die so genannte „Triangulierung" durch die wachsende Bedeutung weiterer wesentlicher Bezugspersonen, insbesondere des Vaters (Stern 2010), muss nicht notwendig einen Bruch zwischen der scheinbar symbiotischen Mutter-Kind-Beziehung in der Säuglingsphase und der entfremdenden und womöglich auch stark männlich geprägten ersten Phase des Ichbewusstseins bewirken. Das neue Selbstbewusstsein hat sich schon von der Geburt an durch den interaktiven Umweltbezug des Kindes in Gestalt eines „Kernselbst", wie der Säuglingsforscher *Daniel Stern* (1934–2012) es beschrieben hat, angebahnt. Die vertrauensbestimmte Ermutigung zur Selbstfindung und Weltentdeckung kennzeichnet auch schon das gesunde Resonanzverhältnis in der Säuglingsphase; „Symbiose" ist kein günstiger Pauschalbegriff dafür.

Exploration und Bindung (attachement) sind nach Bowlby durchgängig in der frühkindlichen Entwicklung und unbegrenzt darüber hinaus einerseits zwar Gegensätze, nicht aber Widersprüche, sondern die beiden Pole auf derselben Achse der Erfüllung desselben Bedürfnisses. Doch die Voraussetzung für ein gesundes dynamisches Wechselverhältnis der beiden Pole ist der Geborgenheitsraum (Bowlby 1973). Auch Bowlby betont, dass in diesem Sinn Bindung und Abhängigkeit zweierlei sind (ebd.; Storr 1990). Eine Bindung, die abhängig macht, verfehlt ihr eigentliches Ziel, Selbstfindung zu ermöglichen und Freiheit zu fördern.

Bowlby zog im Kontext der Einsamkeitsforschung die Konsequenz aus seinem Befund, dass es außerordentlich wichtig für uns Menschen ist, schlichte Vertraulichkeit (sheer familiarity) zu erleben, die uns Sicherheit und Zuversicht vermittelt sowie ein Identitätsbewusstsein (Bowlby 1973). Mit anderen Worten: *Vor allem brauchen wir, ob Kinder oder Erwachsene, einen freien, förderlichen und durch persönliche Anerkennung geprägten Geborgenheitsraum des persönlichen Dazugehörens.* Das Modell der Kleinfamilie, wo man umzieht, wie es die Arbeitsverhältnisse des Brötchengebers gerade erfordern, und wo man sich vor Verwandten und Freunden in den Privatraum zurückzieht, sah er allerdings mit Skepsis. Immerhin ist das 50 Jahre her. Mittlerweile haben nicht nur Mobilität und der Trend des Alleinwohnens immens zugenommen, sondern auch der Trend einer exklusiven kommunikativen Fixierung auf enge kleinfamiliäre Gruppen; vielfach wird alles darüber hinaus fast nur noch über Bildschirmmedien kontaktiert, *brauchen* will man möglichst niemand (Turkle 2012). Man ist sich miteinander selbst genug. Das sind partikuläre Zugehörigkeiten einer Einsamkeit zu mehreren, nicht selten auch noch geeint durch den gemeinsam gepflegten Mythos, etwas ganz Besonderes zu sein, wie auch durch das gemeinsame Klagen über die Ungerechtigkeit und Unfähigkeit der andern. Bowlby hatte recht: Die Reduktion des überlieferten Großfamilienparadigmas auf Kleinfamilien ist nicht dazu geeignet, dem Vereinsamungsproblem zu begegnen. Wir brauchen *so etwas wie* neue

Großfamilien, in denen das Individuum frei ist und in seiner Freiheit aktiv gefördert wird, und doch ganz dazugehört, gewollt und gebraucht. Wir brauchen *gesellschaftliche Basisgruppen* des gemeinsamen Lebens dieser Art. Wenn nicht, warnte Bowlby, „arbeitet die moderne technologische Welt gegen uns. Dem materiellen Reichtum ergeben, dem sie zustrebt, ist ihr Vorrang für Mobilität und verschlossenes Daheim-Bleiben kein Freund der seelischen Gesundheit" (ebd., S. 52). Das war die Stimme eines Rufers in der Wüste. Der gesellschaftliche Mainstream blieb davon völlig unbeeinflusst und das baden wir heute aus.

Ähnlich wie Bowlby äußerte sich der ebenfalls britische Psychiater *Anthony Storr* (1920–2001) in seiner besonders lesenswerten Studie „Die schöpferische Einsamkeit" (Storr 1990). Auch er bekannte sich zu Winnicotts Theorie und warnte vor einer Überbetonung intimer Beziehungen, denn das „verführt uns leicht dazu, die Bedeutung von weniger intimen Beziehungen zu unterschätzen" (ebd., S. 36). „Weniger intime Beziehungen" müssen nicht defizitär sein (Storr 1990). Sie entsprechen dem Bild vom Spielraum der Geborgenheit, in dem man sehr gut auch allein sein kann. Man klebt nicht aneinander. Man identifiziert Beziehung nicht mit Sexualität und rückhaltloser Offenheit. Das Für-sich-sein in der Freiheit des gesunden Abstands bei gesunder Verbundenheit sei Voraussetzung dafür, „daß ein Mensch mit seinen eigenen, wahren, innersten Gefühlen in Kontakt kommen und sie ausdrücken kann." So kann der junge Mensch unabhängig davon werden, „was andere von ihm erwarten oder ihm aufdrängen wollen. Die Fähigkeit, allein zu sein, wird also verknüpft mit Selbstentdeckung und Selbstverwirklichung, mit der Wahrnehmung der tiefsten eigenen Bedürfnisse, Gefühle und Impulse" (ebd., 47).

Erst die Erfahrung des Für-sich-seins, auch in Form von vorübergehender schmerzlicher Einsamkeit, ist die Bedingung, sich nicht von der bestätigenden Zuwendung anderer abhängig zu machen. Ich lerne, diesen Mangel auszuhalten, und übe mich dadurch in Geduld. Die innere Freiheit der Geduld bewirkt Gelassenheit. Gelassenheit ist ein Seinlassen, Loslassen und Zulassen im Vertrauen, dass die Geduld sich lohnen wird (Haubl 2009).

Zum Wesen genau dieses Spielraums der Selbstfindung im Geborgenheitsraum primärer Beziehungen, die weder einengen noch vernachlässigen, hat der Entwicklungsforscher *Erik Erikson* (1902–1994) *Urvertrauen* gesagt (Parkes 1974; Sänger 1967). Er bezeichnete es als den „Eckstein der gesunden Persönlichkeit" (Erikson 1996, S. 63).

Voraussetzung für die Entstehung des Urvertrauens (man sagt auch Grundvertrauen dazu) ist eine ausreichende Sättigung des Bindungsbedürfnisses durch den Empfang „sozialer Mindestgesten" respektive von „Mindestdosen verstehender Resonanz". Analog zur Erfüllung der körperlichen Grundbedürfnisse bedeutet „Mindestdosis", dass es zum Überleben reicht, im Grenzbereich zu Unterernährung und seelischem Verhungern. Man wird wohl davon ausgehen dürfen, dass die meisten Kinder ein Minimum an Geborgenheit erleben, das auch ein Minimum an Grundvertrauen entstehen lässt, als Basis einer mehr oder weniger gesunden Persönlichkeitsentwicklung (Storr 1990). Je grenzwertiger gering dieses Minimum jedoch ist, desto stärker wird das Grundvertrauen auch mit einem *Grundmisstrauen* konkurrieren, das sich als verführerische Alternative anbietet. Kein heranwachsender Mensch wird vor dem Konflikt gewahrt bleiben, der als Folge von Enttäuschungen und Missverständnissen durch den Zweifel an der Vertrauenswürdigkeit der primären Bezugspersonen entsteht. Es ist also damit zu rechnen, dass die Entscheidung dafür, eine Haltung des Grundmisstrauens einzunehmen, sich allen Menschen überzeugend anbieten kann (Wust 1965), je nach der vorhandenen Ressource des Grundvertrauens in einem Spektrum zwischen sehr starker Sogkraft und situations- und wachstumbedingten Irritationen ohne tief greifende Folgen. Wer sich aber für grundsätzliches Misstrauen entscheidet, der entscheidet sich zwangsläufig damit auch für eine pathogene Form von Einsamkeit.

Die Therapie der Einsamkeit aus Misstrauen besteht in der geduldigen Pflege von Vertrauen. Das ist alternativlos. Der radikale Existenzialismus leugnet das, indem er aus der Not des einsamen Misstrauens eine Tugend macht und die Nichterfüllung des Bindungsbedürfnisses idealisiert. Zu Recht weist Kölbel darauf hin, dass dies auch dem radikalen *christlichen* Existenzialismus Kierkegaards anhaftet (Kölbel 1960). Davon zu unterscheiden ist ein realistischer Existenzialismus, der die reale Not der Einsamkeit weder beschönigt noch verabsolutiert. Das heißt: Einsamkeit wird hier als unumgängliche Lebenserfahrung beschrieben, die aber mit Bubers Bild nicht Grund- und Zielzustand ist, sondern Pforte, durch die man gehen muss, um das Sehnsuchtsziel des Vertrauens zu erreichen.

Schon vor Erikson hat in den 1930er-Jahren der Existenzphilosoph *Peter Wust* (1884–1940) die existenzielle Bedeutung des Urvertrauens für die Persönlichkeitsreifung des Menschen entfaltet (Wust 1965). Wust zufolge hängt diese von der Vernunftfähigkeit ab. Sachgemäße Erkenntnis als Voraussetzung vernünftiger Entscheidungen benötigt das Licht vorhandenen Urvertrauens in der Auseinandersetzung mit der Versuchung des Urmisstrauens: „Wir sehen nur in dem Maße klar und lernen nur in dem Maße immer klarer sehen, wie wir die urversuchliche Stimme der Selbstsucht des dunklen Grundes in uns zum Schweigen zu bringen vermögen" (ebd., 79). „Klar sehen" heißt also erkennen, was vertrauenswürdig ist. Um den Durchblick dafür zu bekommen, müssen wir den Schritt durch die Pforte der Einsamkeit wagen. Wust nennt dies das „Stillwerden der Seele", die sich bejahend der Realität der existenziellen Unsicherheit aussetzt (ebd., S. 81 f.), welche ihr als leidvolle Einsamkeitserfahrung begegnen kann. Die Seele ist herausgefordert, gerade darauf mit Vertrauen zu antworten. Wust sagt „Hingabe" dazu und meint damit „die von einem tiefen Urvertrauen getragene, durch die Seelenhaltung der *humilitas* [Demut] geläuterte Weisheit, die durch den dichtesten Nebel der Schicksalsirrationalität hindurch noch das Auge der Vorsehung auf sich gerichtet sieht und alle ihre Lebenspläne in den einen großen göttlichen Weltplan eingeordnet weiß" (ebd., S. 118). Wenig später erkrankte Wust an Krebs und starb daran im Alter von 55 Jahren. Seine letzten Äußerungen bezeugen, dass er glaubte, was er schrieb.

Karl Jaspers (1883–1969), ebenfalls Existenzphilosoph, betonte wie Wust die Notwendigkeit der Einsamkeitserfahrung: „Ich selbst sein heißt, einsam sein", konnte er behaupten (zit. in Svendsen 2016, S. 151). Er kritisierte aber auch am radikalen Existenzialismus, dass ihm „das Tragende und Umgreifende eines Grundglaubens" mangelt (Jaspers 1955, S. 271). Positiv gesagt: „Glaube ist Gründung im Umgreifenden" (Jaspers 1971, S. 30). Grundglaube ist Grundvertrauen. Im geglaubten Umgreifenden liegt Sinn. Der Raum, den das Umgreifende konstituiert, ist der Geborgenheitsraum des Urvertrauens. Dem entspricht, was der Philosoph und Pädagoge *Otto Friedrich Bollnow* (1903–1991) in seiner Auseinandersetzung mit dem radikalen Existenzialismus zum Ausdruck gebracht hat

(Kölbel 1960). Er sah im Begriff „Geborgenheit" die notwendige Gegenposition zum existenzialistischen Nihilismus nach 1945. Es müsse jetzt darum gehen, eine „neue Geborgenheit" zu finden, die Bollnow im „Seinsvertrauen" begründet fand (Bollnow 2011).

Das alles schließt sich nahtlos mit den Erkenntnissen und Postulaten der Bindungsforschung zusammen.

Die Kraft der Geborgenheit ist das Angenommensein. Jede Art von Geborgenheit, die nicht von dieser Kraft beseelt ist, engt ein und vereinnahmt. In der christlichen Theologie steht für das Angenommensein der Zentralbegriff „Rechtfertigung". Wenn ich gerechtfertigt *bin*, als ganzer Mensch in meiner ungeschönten Wirklichkeit, muss ich mich nicht mehr selbst rechtfertigen. Gerechtfertigt sein heißt dazugehören. Der existenziellen Unsicherheit wegen, in der wir uns als Menschen grundsätzlich befinden, sind wir rechtfertigungsbedürftig. Gerechtfertigt werden wir primär durch das Urteil der andern. Die Basis der Rechtfertigung ist also die Anerkennung anderer (Oppen 1967): Ja, du gehörst dazu, nicht nur geduldet, sondern willkommen. Das heißt: Wir wollen dich in unserer Mitte, wir brauchen dich. Rechtfertigung auf diese Weise zu erfahren ist zutiefst Erfüllung des Bindungsbedürfnisses.

Die Kraft des Angenommensein verschafft der angenommenen, gerechtfertigten Person Respekt. Angenommen ist sie rundum in ihrer Eigenart, sofern sie diese nicht auf Kosten der andern ausagiert. Die Rechtfertigung der andern bestimmt die Grenze des Spielraums meines eigenen gerechtfertigten Handelns, andernfalls ist es nicht gerechtfertigt, weil ich Unrecht tue. Der Respekt, den ich selbst beanspruchen darf, ist nicht loszulösen von der Forderung an mich selbst, die andern gleichermaßen zu respektieren. Nur so ist Freiheit möglich. „Der erste Schritt zum Du ist jene Bewegung, welche ‚die Hände wegnimmt' und den Raum freigibt, worin die Selbstzweckdienlichkeit der Person zur Geltung kommen kann", schrieb der Religionsphilosoph *Romano Guardini* (1885–1968) über das rechtfertigende Angenommensein. „Sie bildet die erste Auswirkung der ‚Gerechtigkeit' und die Grundlage aller ‚Liebe'. Die personale Liebe beginnt entscheidender Weise nicht mit einer Bewegung zum anderen hin, sondern von ihm zurück" (zit. in: Oppen 1967, S. 110).

2.3 Charakterliche Unterschiede (Lieber für sich sein oder lieber nicht, das ist hier die Frage)

Anthony Storr sprach von zwei Schwerpunkten der Selbstverwirklichung: Auf der einen Seite stehe die Hingabe an „unpersönliche Interessen", auf der andern die Hingabe an „zwischenmenschliche Beziehungen" (Storr 1990, S. 291). Am glücklichsten sei der Mensch wahrscheinlich, wenn er beiden Schwerpunkten gerecht wird.

Unserer Kultur nach neigen wir dazu, den ersten Schwerpunkt mit *Egoismus* und den zweiten mit *Altruismus* zu verknüpfen, und meinen mit dem ersten Selbstsucht und mit dem zweiten Nächstenliebe. Der Duden definiert „Egoismus" als „Streben nach Erlangung von Vorteilen für die eigene Person, nach Erfüllung der die eigene Person betreffenden Wünsche ohne Rücksicht auf die Ansprüche anderer; Selbstsucht, Ichsucht, Eigenliebe", und „Altruismus" ist im Gegensatz dazu eine „selbstlose, durch Rücksicht auf andere gekennzeichnete Denk- und Handlungsweise, Selbstlosigkeit; Uneigennützigkeit." Insofern sollte man besser weder von „gesundem Egoismus" noch von „krankem Altruismus" sprechen, das trifft die Nägel nicht auf den Kopf. Per definitionem ist Egoismus per se beziehungsschädigend und Altruismus per se beziehungsfördernd.

Der Psychiater *Fritz Künkel* (1889–1956), ein Hauptvertreter der Individualpsychologie, nannte den Egoismus „Ichhaftigkeit". Das pathologische Problem des Ichhaften sei die „Verabsolutierung des Ich" als „Gegenteil von Lebendigkeit. Die Selbstvergottung führt nicht, wie sie sollte, zur Sicherung des lieben Ich sondern zu seinem Untergang; sie ist die ‚Krankheit zum Tode'" (Künkel 1982, S. 9). Es ist bemerkenswert, dass sich Künkel hier offenbar Kierkegaard anschließt. Das lebendige Gegenteil nennt er „Sachlichkeit"; man wird auch „Rationalität" oder „Realismus" dazu sagen dürfen. Die Zielpyramide des Sachlichen sei „unendlich, ihr Träger heißt nicht ‚Ich', sondern ‚Wir' […] ‚Wirhaft' ist die sachliche Haltung gegenüber den Mitmenschen" (ebd.). Diese Haltung ist das charakterlich Übergreifende des Bindungsbedürfnisses. Darum hat Künkel Recht, wenn er fortfährt (ebd., 9 f.):

> „Auch der einsame Denker oder Künstler, der von seinen Zeitgenossen nicht viel hält, und der sich ganz in seine Arbeit zurückzieht, kann wirhaft eingestellt sein. Er dient der Wahrheit oder der Schönheit, und das heißt, er dient dem Leben; und diesen Zielen, die weit über sein Ich hinaus liegen, bringt er sein Dasein zum Opfer. Seine Produktivität reicht genau so weit wie seine Wirhaftigkeit. Ichhaftigkeit ist im Grunde stets unlebendig und unfruchtbar, auch wenn sie an der Oberfläche noch so lebhaft und beweglich zu sein scheint."

Man kann auch sagen: Der Unterschied zwischen wirhafter Sachlichkeit und ichhafter Unsachlichkeit liegt in der Haltung zum Leben selbst: Ob ich es bejahe oder nicht. Wenn ich es bejahe, beinhaltet das immer auch mein grundsätzliches Ja zur Umwelt, deren Teil ich bin, vor allem zur menschlichen Gemeinschaft, und damit zugleich auch mein Ja zum eigenen Bindungsbedürfnis. Die fehlende Lebendigkeit der Ichhaftigkeit hingegen resultiert aus meinem Nein zum Leben. Wenn ich das Leben ablehne, dann verehre ich insgeheim oder sogar schamlos den Tod. Allzu gern wird kalte Lebensfeindlichkeit aus der unlebendigen Ichhaftigkeit.

Darum ist es aber auch unfair und unrealistisch, den ersten Schwerpunkt mit Egoismus und den zweiten mit Altruismus zu verknüpfen. Tatsächlich kann der Fokus auf „zwischenmenschliche Beziehungen" genauso egoistisch oder altruistisch sein wie der Fokus auf „unpersönliche Interessen". Welchem Schwerpunkt wir zuneigen, ist keine Frage der Moral, sondern eine Frage der Charakterstruktur. Der eine ist lieber für sich, die andere ist es lieber nicht (Svendsen 2016).

Ähnlich unfair ist es, wenn auch weniger krass, wenn Forscher Menschen, die lieber für sich sind, eine charakterliche Vorliebe für die *Einsamkeit* attribuieren (Saum-Aldehoff 2012). Einsamkeit ist keine Vorliebe, sondern ein Mangel. Aber *allein* zu sein kann eine Vorliebe sein. Voraussetzung dafür, dass der Mensch darin auch wirklich Erfüllung finden kann, ist neben der charakterlichen Neigung das vorhandene Grundvertrauen. Sonst verdichten sich die Wermutstropfen der Einsamkeit in der eigentlich schönen Erfahrung des Alleinseins zu einer Bitterkeit, die bitter *macht*.

2.3 Charakterliche Unterschiede

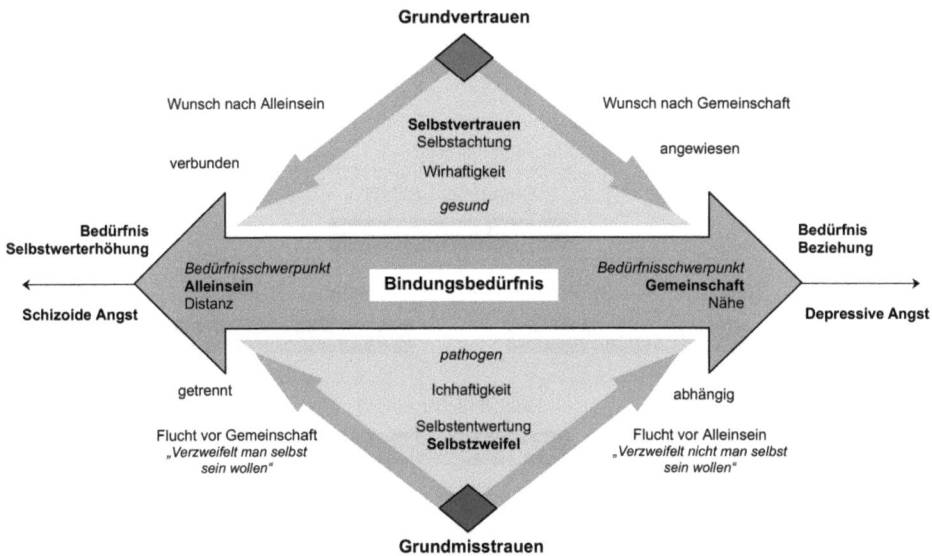

Abb. 2.1 Das Bindungsbedürfnis

Abb. 2.1 fasst zusammen, wie der charakterlich bedingte Unterschied auf das Bindungsbedürfnis bezogen verstanden werden kann. Die Abbildung wird im Folgenden erläutert.

Losgelöst vom Grundvertrauen wird das eigentlich gesunde Streben nach Erfüllung des Bindungsbedürfnis mit seinen zwei charakterlichen Schwerpunkten zur Flucht vor dem Alleinsein in die Gemeinschaft oder zur Flucht vor der Gemeinschaft in das Alleinsein, weil es dominiert ist von Zweifel und Angst. Kierkegaards „Krankheit zum Tode", die sich in diesen beiden Strebungen äußert, verzweifelt man selbst oder verzweifelt nicht man selbst zu sein, ist eine existenzialistische Beschreibung dessen, was später zum psychopathologischen Basismodell der Psychoanalyse wurde (Heigl-Evers und Heigl 1967) und was letztlich *Fritz Riemann* (1902–1979) ausführlich als die „Grundformen der Angst" dargestellt hat (Riemann 1992). Quelle der existenziellen Verzweiflung und der pathologischen Grundangst ist das *Grundmisstrauen*. Es manifestiert sich primär im Selbstzweifel als dem Misstrauen gegen sich selbst. Entweder glaubt die Person nicht, als Individuum unterschieden Anerkennung in der Gemeinschaft anderer zu finden, und weil sie sich davor fürchtet, von ihr völlig absorbiert zu werden, flieht sie in einsames Alleinsein. Oder die Person glaubt nicht, für sich allein bestehen zu können, und flieht davor in die Gemeinschaft. Als charakterliche Disposition tendiert die erste Fluchtrichtung zu pathologischen Formen des Abgespaltenseins, die Riemann unter dem Aspekt der schizoiden Angst zusammenfasst, während die zweite Fluchtrichtung pathologische Formen der Dependenz hervorbringt, bei denen sich das Individuum (wie zum Beispiel bei Depression) verzweifelt hilflos und verlassen vorkommt, wenn sein süchtiges Verlangen nach Bestätigung und Halt durch die andern ungestillt bleibt.

Kierkegaards Wege der Verzweiflung und Riemanns Grundformen der Angst sind also vom Grundmisstrauen inspirierte Bestrebungen, das wichtigste menschliche Bedürfnis nach

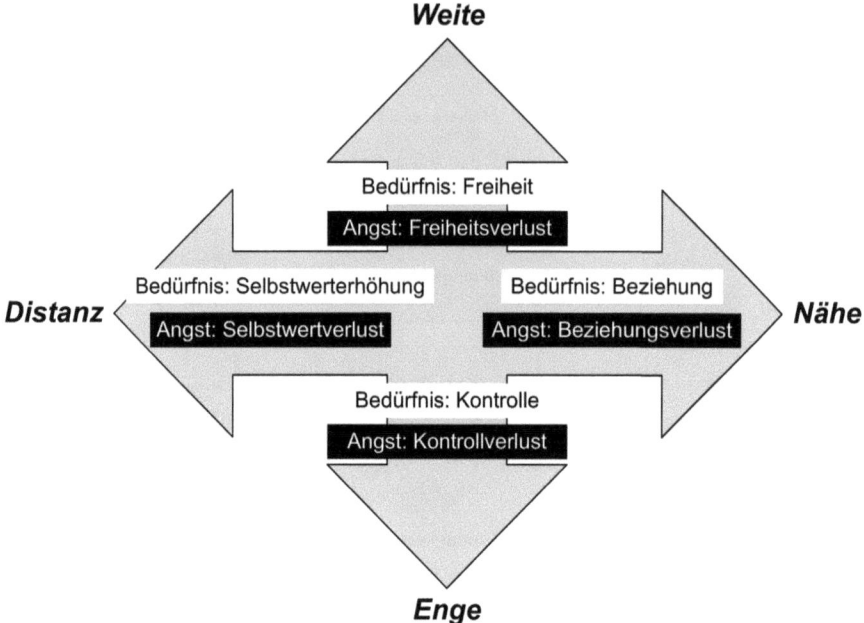

Abb. 2.2 Die Vierzahl der seelischen Bedürfnisse und Grundängste

Bindung zu erfüllen. Darum ist eigentlich davon auszugehen, dass sich auch zu den Grundformen der Angst analoge Differenzierungen des Bindungsbedürfnisses finden lassen. Das trifft zu. Der Verhaltensforscher *Klaus Grawe* (1843–2205) hat aus der eingehenden Untersuchung des bis dato vorliegenden empirischen Forschungsbefunds *vier seelische Grundbedürfnisse* herausgearbeitet (Abb. 2.2), die den Grundformen der Angst nicht nur semantisch, sondern auch psychodynamisch entsprechen (Grawe 2000, 2004). Die Modelle nach Riemann und Grawe sind kongruent. Grawe beschreibt die seelischen Grundbedürfnisse, Riemann die seelischen Grundängste im Blick auf deren mögliche Nichterfüllung. Es sind die beiden Seiten derselben Münze.

Die Vierzahl entspricht der charakterlichen Grundstruktur des Menschen. Die Persönlichkeitsentwicklung vollzieht sich in einem Spielraum, der uns daseinsmäßig (ontologisch) durch die Polaritäten Nähe und Distanz (Thema: Bindung) sowie Enge und Weite (Thema: Selbstverwirklichung) vorgegeben ist (Tillich 1987). Jeder Mensch setzt seine Bedürfnisschwerpunkte darin individuell, das heißt: Die Erfüllung bestimmter Bedürfnisse ist ihm subjektiv wichtiger als die Erfüllung anderer; allerdings reduziert das nicht die objektive Bedeutung auch dieser Bedürfnisse. Am besten kommen wir darum im Leben zurecht, wenn wir einerseits unsere subjektiven Schwerpunktsetzungen akzeptieren, aber auch achtsam darauf schauen, die Bedürfnisse, die uns nicht so wichtig erscheinen, nicht stiefmütterlich zu behandeln. Wenn ich zum Beispiel ein ausgeprägtes Bedürfnis nach Distanz habe und mich besonders wohl fühle, wenn es Erfüllung findet, sollte ich mir bewusst machen, dass mir diese Einseitigkeit auf Dauer nur gut tun wird, wenn mir nicht aus dem Blick gerät, dass ich damit nur die eine Seite des Nähe und Distanz vereinenden *Bindungsbedürfnisses* fokussiere. Das heißt: Ich suche Distanz nicht losgelöst vom komplementären Beziehungsbedürfnis, sondern um es auf meine Art gleich mitzuerfüllen. Darum ist mein favorisiertes Thema nach der passendsten Bezeichnung, die Grawe dafür fand, das Bedürfnis nach *Selbstwerterhöhung*: Ich möchte gern wirklich *ich* sein, mich erleben und erweisen in der Einzigartigkeit, die mir als Individuum ja auch tatsächlich geschenkt ist, aber damit es mir gelingt, bin ich auf die andern angewiesen, die sie mir anerkennend bestätigen.

Die große Chance der Akzeptanz und gesunden Pflege des Distanzbedürfnisses für die Persönlichkeitsentwicklung liegt darin, sich darin zu üben, an sich schmerzliche Einsamkeitserfahrungen anzunehmen, um das Beste daraus zu machen. Je besser das gelingt, desto mehr wird auch wirklich ein *Bestes* daraus. Ich gehe durch die Pforte der Einsamkeit oder auch, mit Hermann Cohens Reflexion des berühmten Hirtenpsalms 23, durch das „finstere Tal" der Einsamkeit, um „zum frischen Wasser" und zur „grünen Weide" durchzudringen (Cohen 1959), zum Quell- und Nährgrund meiner Kreativität. Davon erzählen unter anderem die Biografien vieler großer Künstler, Wissenschaftler und Denker in eindrucksvoller Weise (Storr 1990).

„Wer ganz aus sich selbst leben will, hat das beste Mittel gefunden, bald zu verhungern", schrieb Johann Georg Zimmermann (zit. in Maduschka 1978, S. 112). Wer aber die Einsamkeit als Pforte annimmt, eröffnet sich dadurch nicht nur den Weg zu den besonders fruchtbaren Feldern seiner Kreativität, sondern auch zu „innerer Einkehr", „Autonomie" und „Spiritualität", wie ein Befund der Einsammkeitsforschung in den 1990er-Jahren zeigte (Nuber 1996). Das Zu-sich-Kommen als Sinn der „inneren Einkehr" ist realistische Selbsterkenntnis. Mir wird bewusst, was vor allem mein Herz bewegt. So wie ich meine tatsächlichen Grenzen spüre, bekomme ich auch eine Ahnung von meinem tatsächlichen Potenzial, das nach Entfaltung drängt wie der Keim im Samen. Je mehr mir das bewusst wird und je ernster ich es nehme, desto mehr bestimmt es meine Motivation. Henri Nouwen spricht vom „persönlichsten Geheimnis" in uns, das auch sorgsam von uns gehütet sein will (Nouwen 1984). Wir lösen uns nicht auf im oberflächlichen Miteinander, das uns gerade daran hindert, zu uns selbst zu kommen, sondern wir kultivieren das wahrgenommene Einzigartige in uns, das unseren Selbstwert bestimmt. Ich als ich selbst bin nicht nur ein austauschbares Teilchen in der Masse, sondern ich bin anders als alle andern, und darum bin ich auch, genau *wie* alle anderen, etwas ganz Besonderes. Das ist mein Geheimnis, aber nicht als Selbstzweck narzisstischer Selbstbespiegelung (Willberg 2023), sondern als Gabe für die andern und somit als Aufgabe meiner Verantwortung. Daraus erwächst meine *Berufung*. Wenn ich in meiner Berufung heimisch werde, weiß ich, wozu mein Leben Sinn hat, und genauso weiß ich dann auch, wo meine Grenzen sind.

Nouwen schreibt, dass diese Selbstbesinnung auf das persönliche Geheimnis die Voraussetzung gesunder Beziehungsfähigkeit ist. Bindung in Freiheit enthält den Schutz und Respekt zur Wahrung des persönlichen Geheimnisses und erfordert darum nicht nur Offenheit, sondern auch Verschlossenheit (Nouwen 1984). Wenn ich dich teilhaben lassen soll an meinem Inneren und dem, was dort mein Herz bewegt, musst du des Vertrauens würdig sein, das ich dir gebe, sonst entwürdige ich mich. Berufung ist eine sehr zarte Pflanze, die einen sicheren Schutzraum braucht, um sich frei und stark entwickeln zu können. Wo aber das Vertrauen gegenseitige Aufgeschlossenheit für das innere Geheimnis bewirkt, ist das die stärkste Bindungskraft zwischen Menschen: das Band echter, tiefer Freundschaft.

Auch die besten Freunde, schrieb die Journalistin *Terri Schulz* in ihrer ehrlichen Aufarbeitung der eigenen pathologischen Einsamkeit, behalten gewisse Dinge für sich und respektieren das gegenseitig. „Sie wissen, dass Distanz genauso wichtig ist wie Mitteilsamkeit, und dass die Dinge, die uns voneinander unterscheiden, für die Beziehung genauso viel bedeuten wie die Dinge, die wir gemeinam haben" (Schultz 1978).

Wenn das individuelle Bedürfnis nach Distanz vom Grundvertrauen bestimmt ist (Abb. 2.1.), dann reißt auch auf den einsamsten Wegen der Lebensberufung die Verbundenheit zu den Menschen (Wieland-Burston 1995), die Teil an meinem Grundvertrauen haben, nicht ab, wie auch diese „einsamen" Wege darauf zielen, die errungenen Erfolge gemeinsam zu feiern und die Früchte gemeinsam zu genießen, wobei die größte Freude für den Einzelgänger darin liegt, dass die *andern* sich daran freuen. Das ist so, weil jede Gabe und Berufung Aufgabe und Ruf ist, den *andern* zum Geschenk zu werden. Dass uns dies dankbar bestätigt wird, erfüllt unser Selbstwertbedürfnis am meisten: Du bist wichtig für uns, wird sind froh über dich, du gibst uns viel. Wir sind wirklich stolz auf dich. Auf ehrliche Resonanz dieser Art sind wir angewiesen.

All das gilt gleichermaßen, ob wir nun unseren individuellen charakterlichen Bedürnisschwerpunkt in Nähe oder Distanz gefunden haben. Auf beiden Seiten geht es immer um das Bindungsbedürfnis. Der Unterschied der Schwerpunkte Nähe und Distanz liegt nur darin, auf welchem Weg jemand die Erfüllung sucht: Das von Grund- und Selbstvertrauen bestimmte Distanzbedürfnis priorisiert das Zu-mir-Kommen, analog widmet sich das gesunde Nähebedürfnis vornehmlich dem Zu-dir-Kommen; zwischen beiden Polen liegt das Kontinuum des Bindungsbedürfnisses (Lotz 1967) und beide verlangen um der Erfüllung des Bindungsbedürfnisses willen danach, gleichermaßen ernst genommen zu werden (Storr 1990).

Svendsen gibt zu bedenken, dass wir uns in den Zeiten des Alleinseins generell viele Gedanken über unsere Beziehungen zu andern machen. Das hat seinen Grund in der Dominanz des Bindungsbedürfnisses: „Selbst wenn wir die Einsamkeit wählen, sind wir soziale Tiere" (Svendsen 2016, S. 207). Wenn der Mensch allein ist, verhält er sich dennoch dialogisch, so als wäre ein Gegenüber da. Darum inszeniert er auch „Verhaltensrituale […], in denen er selbst zum Zuschauer seiner eigenen Selbstdarstellung wird", schreibt Dreitzel (Dreitzel 1970, S. 26), oder er hält sich ein Haustier.

Der Distanzmensch will darin wahrgenommen, ernstgenommen und bestätigt sein, dass die Ernsthaftigkeit seiner Beschäftigung ihren Sinn erst darin findet, den andern Freude und Hilfe zu sein, während der Nähemensch, dessen Dasein für die andern kaum jemand bezweifelt, aber ebenfalls als Einzelperson in seiner Eigenständigkeit und Einzigartigkeit gesehen, anerkannt und gefördert sein will. Grundvertrauen ist die Basis für das Selbstvertrauen und das Selbstvertrauen schließt die Selbstachtung ein, so wie Grundmisstrauen die Basis für den Selbstzweifel ist und die Selbstentwertung einschließt (Abb. 2.1),

2.3 Charakterliche Unterschiede

was gleichbedeutend ist mit Selbstentwürdigung. „Selbstachtung hängt nicht nur davon ab, daß man sich geliebt weiß, sondern auch davon, daß man sich fähig fühlt, das eigene Leben zu gestalten", fasst Storr zusammen (Storr 1990, S. 187).

Wenn mein Selbstvertrauen nachhaltig stabil ist, muss ich mich weder davor fürchten, durch meine Vorliebe für die Distanz die Nähe der andern zu verlieren, noch meinen Selbstwert dadurch zu verlieren, dass ich mich durch zuviel Nähe nicht mehr wesentlich von ihnen unterscheide (Wetzel 2019). Ich kann sehr gern allein sein wie auch mit andern zusammen, und ob ich das eine oder das andere bevorzuge, hängt von nichts anderem ab als von meiner charakterlichen Eigenart. Beides ist gut und beides ist unvollkommen und ergänzungsbedürftig. Wir sind eben aufeinander angewiesen. Mit gesundem Selbstvertrauen kann ich, vielleicht mehr der Vernunft folgend als der Neigung, darauf achten, „mit Würde gesellig" zu sein (Maduschka 1978, S. 112), um mich der Gemeinschaft nicht zu sehr zu entziehen, und du tust mir einen Gefallen, mich dafür zu ermutigen, wenn dir das leichter fällt, weil deine Neigung anders ist. Ideal wäre es, „zugleich Weltmann und Einsiedler" zu sein (ebd., S. 114), aber ideal ist keiner, Gott sei Dank, denn sonst bräuchten wir einander nicht so sehr.

Trotz der Zweipoligkeit bleibt festzuhalten, dass es auf beiden Seiten definitiv um das *Bindungs*bedürfnis geht, und das heißt, jedenfalls entwicklungspsychologisch: Die Erfüllung des Nähebedürfnisses hat *Priorität* gegenüber der Erfüllung des Distanzbedürfnisses, denn das Distanzbedürfnis steht, wenn es gesund erfüllt sein will, im Dienst des Beziehungsbedürfnisses, was umgekehrt nicht gesagt werden kann. Letzter und tiefster Sinn der Persönlichkeitsentwicklung ist das Dasein *für* andere und die erfahrene authentische Wertschätzung *durch* andere, also nicht Egoismus, sondern Altruismus.

Die Priorität ist sowohl entwicklungspsychologisch als auch axiologisch (wertebezogen) festgelegt. Die Zuordnung des Beziehungsbedürfnisses und des Bedürfnisses nach Selbstwerterhöhung ist so geordnet, dass Ersteres die Basis für Letzteres ist. Das hat *Abraham Maslow* (1908–1970) mit seinem entwicklungspsychologischen Bedürfnismodell plausibel dargestellt (Herbst 2010; Träger 2015). Es geht um das Grundvertrauen – von dorther kommen wir. Axiologisch beinhaltet das aber, das nicht etwa aus dem Grundvertrauen im Lauf der Zeit eine Nebensache würde, sondern dass es die bleibende entscheidende Motivationskraft als Ressource und als Desiderat bleibt. Gesunde Persönlichkeitsentwicklung strebt der fortschreitenden Erfahrung und Stärkung des Grundvertrauens zu mit dem Ziel der Selbstverwirklichung als Selbsttranszendierung in der vollkommen durch Altruismus bestimmten Resonanzbeziehung. Dorthin zu streben gibt dem menschlichen Leben Sinn.

Maslow hat das Prinzip mit dem Modell der so genannten „Bedürfnispyramide" beschrieben (Abb. 2.3) (Maslow 1996). Es ist als individualistisch westliches System der egoistischen Selbstverwirklichung missverstanden worden. Dazu kann die Pyramidenmetapher verleiten. Man könnte denken, Maslow verstehe die gesunde Persönlichkeitsentwicklung als ein stufenweises Sich-Entfernen von der Verbundenheit mit den andern und der Natur, um „einsame Spitze" zu werden: Ich brauche euch nicht mehr, ich steche euch alle aus, ich schwebe erhaben über euch, ihr seid mir je länger je mehr furchtbar lästig, weil ihr so dumm seid, wie Nietzsches Zarathustra huldige ich nur noch meiner exklusiven Einsamkeit, alles kann ich besser, alles weiß ich besser. So gesehen wäre die Spitze der Pyramide eine fatale

Abb. 2.3 Die entwicklungspsychologischen Bedürfnisprioritäten nach Maslow

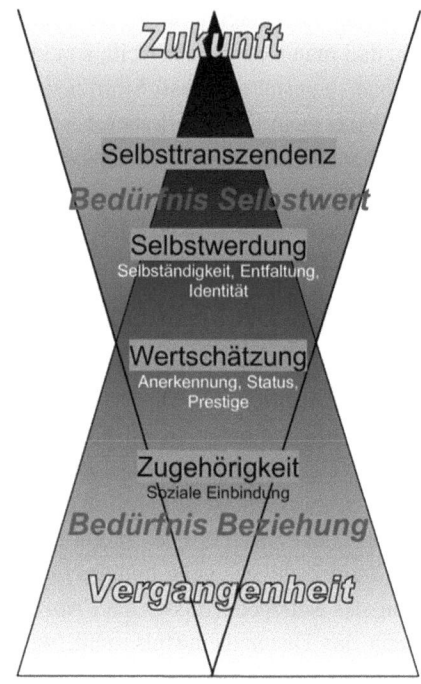

Verengung. Wir werden dem Modell aber nur gerecht, wenn wir die Pyramide zugleich auch auf den Kopf stellen; so wird sie zum nach oben offenen Trichter: Ich sehe mich immer als Lernenden, je weiter mein Horizont wird, desto bescheidener denke ich von mir selbst, weil sich mir dadurch auch eröffnet, was ich alles nicht weiß und kann, und Selbstverwirklichung heißt für mich im Bezug auf die andern Rückbesinnung auf den Ursprung des Urvertrauens, aus dem ich mein Selbstvertrauen schöpfe, und Leitkriterium meiner Entscheidungen ist der Wunsch, dass diese Quelle immer stärker sprudelt, in Richtung auf immer größere Weite der Integration und Verbundenheit.

Das Streben, selbst „einsame Spitze" zu sein, entspricht durchaus dem authentischen Bedürfnis nach Selbstwerterhöhung, aber es wird eine pathologische Pseudoerfüllung daraus, wenn es auf Kosten des Beziehungsbedürfnisses zur egoistischen „schizoiden" Abspaltung mutiert. Im Zusammenwirken mit dem je individuellen Bedürfnisschwerpunkt auf der Selbstverwirklichungsachse zwischen Weite und Enge (Abb. 2.2) kann sich das zur süchtigen Versklavung unter das Dogma totaler individueller Freiheit ausgestalten oder zum Gegenstück, der süchtigen Versklavung unter das Dogma totaler Kontrolle, das heißt unangefochten zu herrschen und unantastbar alles im Griff zu haben – oder aus einer Mischung von beidem. Das ist der Stoff, aus dem ideologisch Nietzsches Übermensch besteht und faktisch der Tyrann.

Gesunde Selbstverwirklichung in der Polarität zwischen Enge und Weite hingegen sucht die Erfüllung des Bedürfnisses nach Kontrolle in der Selbstdisziplin zur Optimierung des Dienstes für die andern. Ich sehe meine Gaben als Aufgaben und meine Verantwortung darin, das Beste daraus zu machen, bis hin zur „einsamen Spitze". Dafür Anerkennung zu erhalten ist mir ein tiefes Bedürfnis, aber Priorität hat nicht, dass ich beklatscht werde, sondern dass es Sinn hat, was ich tue, und dass andere Freude und Hilfe dadurch erfahren. Sinn findet sich immer nur im Altruismus. Ebenso bedeutet die gesunde Erfüllung des Bedürfnisses nach Weite die Verwirklichung einer Freiheit nicht ohne die andern und auf ihre Kosten, sondern mit ihnen und für sie.

Einsam wird der Mensch, wenn er als Egoist nicht für andere da ist oder wenn er altruistisch für die andern da sein möchte, ohne ermutigende Resonanz dafür zu erhalten, um über kurz oder lang einsehen zu müssen, nicht gewollt und nicht gebraucht zu sein. In der Nachkriegsgesellschaft und nicht erst durch die Pandemie, sondern zuvor schon immens durch die digitalen Kommunikationsmedien gesteigert, wird die Einsamkeit auf beiden Seiten der Zweipoligkeit mit sehr viel Tünche übermalt. Der allgegenwärtige Geselligkeitszwang, unmäßig oberflächlich sentimental, verlogen, narzisstisch und egoistisch, deckt das Einsamsein in Gemeinschaft zu, und die unmäßig oberflächliche sentimentale, verlogene, narzisstische und egoistische Beschwörung der individuellen Freiheit die Einsamkeit der Vereinzelten. Bereits in den 1970er-Jahren hat das der seinerzeit namhafte Kardiologe *James Lynch* in seinem besonders lesenswerten Einsamkeitsbuch „Das gebrochene Herz" mit bitterer Ironie beschrieben: „Niemand leidet, und jedem steht es frei, das zu tun, was er möchte. Wer eine ‚Beziehung' haben möchte, soll ruhig eine haben, das ist ganz in Ordnung; wer allein meditieren möchte, soll es tun, das ist ebenso in Ordnung; überhaupt ist alles in Ordnung, was man tut." Wer sich dabei einsam fühlt, mit dem stimmt was nicht. Was aber tatsächlich nicht stimmt, ist diese Ideologie. Denn wahr ist: „Die Menschen brauchen einander verzweifelt und sind wirklich aufeinander angewiesen" (Lynch 1977, S. 275). Lynch zeigte in seinem Buch auf, dass nicht nur im übertragenen Sinn die Herzen an Vereinsamung zerbrechen, sondern dass auch körperliche Herzbeschwerden und -erkrankungen in hohem Maß dadurch begünstigt und hervorgerufen werden. Logisch folgt daraus: „Wir müssen uns bewußt machen, daß unsere Investitionen in menschliche Nähe noch wichtiger sind als unsere Investitionen in andere Lebensbereiche" (ebd., S. 276).

Das Grundvertrauen lebt davon, dass ich als Kind weiß: Wenn ich meine Mama brauche, ist sie da für mich. Nicht abstrakt, sondern real. Das ist uns ins Herz geschrieben. Mehr als alles andere brauchen wir Bezugspersonen des Vertrauens, die für uns verlässlich da sind. Zuletzt, vor der finalen Einsamkeitspforte, mag es nur noch diese eine Hand des einen geliebten Menschen sein, dieses einen nächsten Menschen. Wir sind wirklich darauf angewiesen, Nächste für andere zu sein und um Nächste zu wissen, die für uns da sind, weil sie nicht nur die *Rolle* eines Nächsten einnehmen, sondern weil sie wirklich unserer Nächsten *sind*.

„Ich soll den Nebenmenschen in den Mitmenschen verwandeln", schrieb Hermann Cohen (Cohen 1959, S. 159). Kürzer kann man wohl nicht zusammenfassen, was es heißt, dem Problem des Vereinsamens vorzubeugen und es zu überwinden, für sich selbst und für die andern.

Literatur

Asper, K. (1991). *Verlasssenheit und Selbstentfremdung: Neue Zugänge zum therapeutischen Verständnis.* 4. Aufl. Olten: Walter.

Bacon, F. (1986). *Essays oder praktische und moralische Ratschläge.* Übersetzung v. E. Schücking. Hg. v. L.L. Schücking.Stuttgart: Philipp Reclam jun.

Bandura, A. (1997). *Self-Efficacy: The Exercise of Control.* New York: W.H. Freeman and Company.

Bauer, J. (2006). *Warum ich fühle, was du fühlst: Intuitive Kommunikation und das Geheimnis der Spiegelneurone.* 3. Aufl. München: Wilhelm Heyne.

Bauer, J. (2007). *Prinzip Menschlichkeit: Warum wir von Natur aus kooperieren.* 4. Aufl. Hamburg: Hoffmann und Campe.

Bauer, J. (2015). *Selbststeuerung: Die Wiederentdeckung des freien Willens.* 3. Aufl. München: Blessing.

Bauer, J. (2019). *Wie wir werden, wer wir sind: Die Entstehung des menschlichen Selbst durch Resonanz.* 2. Aufl. München: Blessing.

Bauer, J. (2021). Menschen ohne Kontakt werden krank oder aggressiv. Internationale Psychoanalytische Universität Berlin, https://www.ipu-berlin.de/blog/menschen-ohne-kontakt-werden-krank-oder-aggressiv/, Abruf 18.05.2021.

Bohn, C. (2006). *Einsamkeit im Spiegel der sozialwissenschaftlichen Forschung.* Dissertation zur Erlangung des Grades einer Doktorin der Philosophie. Universität Dortmund, Fachbereich Erziehungswissenschaft und Soziologie. Mai 2006. https://d-nb.info/997491426/34, Abruf 26.08.2021.

Bollnow, O.F. (2011). *Neue Geborgenheit: Das Problem einer Überwindung des Existentialismus.* Schriften, Studienausgabe, Hg. U. Boelhauve et al., Bd. 5. Würzburg: Königshausen & Neumann.

Bowlby, J. (1973). Affectional Bonds: Their Nature and Origin. In: Weiss, R.S. *Loneliness: The Experience of Emotional and Social Isolation.* With contributions by J. Bowlby, C.M. Parkes et al. Forword by D. Riesman. Cambridge, London: The MIT Press.

Cacioppo, J.T., Patrick, W. (2011). *Einsamkeit: Woher sie kommt, was sie bewirkt, wie man ihr entrinnt.* Aus d. Engl. übers. v. J. Wissmann. Heidelberg: Spektrum Akademischer Verlag.

Cohen, H. (1959). *Religion der Vernunft aus den Quellen des Judentums.* Nach d. Manuskript d. Verf. neu durchgearbeitet u. mit einem Nachwort versehen v. B. Strauß. 2. Aufl. Köln: Joseph Melzer.

Dragolov, G. Arant, R., Boehnke, K., Unzicker, K. (2019). *Gesellschaftlicher Zusammenhalt in Baden-Württemberg,* Gütersloh: Bertelsmann-Stiftung.

Dreitzel, H.P. (1970). *Einsamkeit als soziologisches Problem.* Zürich: Die Arche.

Elbing, E. (1991). *Einsamkeit: Psychologische Konzepte, Forschungsbefunde und Treatmentansätze.* Göttingen, Toronto, Zürich: Hogrefe: Verlag für Psychologie.

Erikson, E.H. (1996). *Identität und Lebenszyklus: Drei Aufsätze.* 3. Aufl. Aus dem Amerik. von K. Hügel.Frankfurt a.M.: Suhrkamp.

Ernst, H. (2002). „Du gehörst nicht dazu!" *Psychologie heute 12,* 8f.

Fischer, C.S., Phillips, S.L. (1982). Who is Alone? Social Characteristics of People with Small Networks. In: Peplau, L.A., Perlman, D. (Hg.). *Loneliness: A Sourcebook of current theory, research and therapy.* New York, Chicester, Brisbane et al.: John Wiley & Sons, 21–39.

Frances, A. (2014). *Normal: Gegen die Inflation psychiatrischer Diagnosen.* Aus d. Engl. v. B. Schaden. Mit einem Nachwort v. G. Keil. Köln: Dumont.

Grawe, K. (2000). *Psychologische Therapie.* 2., korr. Aufl. Göttingen, Bern, Toronto et al.: Hogrefe.

Grawe, K. (2004). *Neuropsychotherapie.* Göttingen, Bern, Toronto et al.: Hogrefe.

Haubl, R. (2009). Lebenskunst: Die Fähigkeit, mit sich allein zu sei. *Psychologie heute 3,* 20–23.

Heigl-Evers, A., Heigl, F.S. (1967). Zum Problem der Einsamkeit in der Ehe und bei Unverheirateten. In: Bitter, W. (Hg.). *Einsamkeit in medizinisch-psychologischer, theologischer und soziologischer Sicht.* Ein Tagungsbericht. Stuttgart: Ernst Klett, 67–85

Herbst, T. (2010). *Die kindliche Einsamkeit: Wie sie entsteht, welche Konsequenzen sie hat ... und worin unsere Verantwortung besteht.* Paderborn: Junfermann.
Jaspers, K. (1971)., *Einführung in die Philosophie.* 12 Radiovorträge. München: R. Piper.
Jaspers, K. (1955). *Schelling: Größe und Verhängnis.* München: Piper & Copp.
Kästner, E. (o. J.). Kleines Solo. Lyrics translate, https://lyricstranslate.com/de/erich-k%C3%A4stner-kleines-solo-lyrics.html, Abruf 10. Februar 2021.
Kierkegaard, S. (1997). *Die Krankheit zum Tode.* Aus d. Dänischen übersetzt u. mit Anmerkungen versehen v. G. Perlet, Nachwort U. Eichler. Stuttgart: Philipp Reclam jun.
Kirsch, I. (2009). *The Emperor's New Drugs: Exploding the Antidepressant Myth.* London: The Bodly Head.
Kölbel, G. (1960). *Über die Einsamkeit: Vom Ursprung, Gestaltwandel und Sinn des Einsamkeitserlebnisses.* München/Basel: Ernst Reinhardt.
Künkel, Fritz, Einführung in die Charakterkunde, 17. Aufl. (S. Hirzel: Stuttgart, 1982).
Levend, H. (2000). *Einsamkeit: Die Stille nach innen.* Würzburg: Echter.
Lotz, J.B. (1967). Das Phänomen der Einsamkeit im Lichte der personalen Anthropologie. in: Bitter, W. (Hg.). *Einsamkeit in medizinisch-psychologischer, theologischer und soziologischer Sicht.* Ein Tagungsbericht. Stuttgart: Ernst Klett, 30–48.
Lynch, J.J. (1977). *Das gebrochene Herz.* Deutsch v. J. Abel. Reinbek: Rowohlt.
Maduschka, L. (1978). *Das Problem der Einsamkeit im 18. Jahrhundert.* Forschungen zur neueren Literaturgeschichte, Hg. F. Muncker, Bd. 26. Hildesheim: Gerstenberg.
Maslow, A.H. (1996). *Motivation und Persönlichkeit.* Deutsch v. P. Kruntorad. Reinbek: Rowohlt.
Nouwen, H.J. (1984). *Der dreifache Weg.* Aus d. Engl. übertrag. v. R. Kohlhaas. Freiburg i.B.: Herder.
Nuber, U. (Red.) (1996). Zum Glück allein. *Psychologie heute 6,* 8–9.
Oppen, D. v. (1967). Einsamkeit als Last und Bedürfnis. In: Bitter, W. (Hg.). *Einsamkeit in medizinisch-psychologischer, theologischer und soziologischer Sicht.* Ein Tagungsbericht. Stuttgart: Ernst Klett.
Parkes, C.M. (1974). *Vereinsamung: Die Lebenskrise bei Partnerverlust. Psychologisch-soziologische Untersuchung des Trauerverhaltens.* Vorw. v. J. Bowlby. Deutsch v. R.Fleissner. Reinbek: Rowohlt.
Poschardt, U. (2006). *Einsamkeit: Die Entdeckung eines Lebensgefühls.* München: Piper.
Riemann, F. (1992). *Grundformen der Angst: Eine tiefenpsychologische Studie.* München, Basel: Ernst Reinhardt.
Rosa, H. (2018). Was brauchen Menschen? – Von der Sehnsucht nach Resonanz. in: Hax-Schoppenhorst, T. (Hg.). *Das Einsamkeits-Buch: Wie Gesundheitsberufe einsame Menschen verstehen, unterstützen und integrieren können.* Bern: Hogrefe, 450–460.
Sänger, A. (1967). Wege des Kindes in die Einsamkeit. In: Bitter, W. (Hg.). *Einsamkeit in medizinisch-psychologischer, theologischer und soziologischer Sicht.* Ein Tagungsbericht. Stuttgart: Ernst Klett, 49–66.
Saum-Aldehoff, T. (2012). Im Gefängnis der Einsamkeit. *Psychologie heute 7,* 61–66.
Schobin, J. (2018). Vereinsamung und Vertrauen – Aspekte eines gesellschaftlichen Problems. In: Hax-Schoppenhorst, T. (Hg.). *Das Einsamkeits-Buch: Wie Gesundheitsberufe einsame Menschen verstehen, unterstützen und integrieren können.* Bern: Hogrefe, 46–67.
Schultz, T. (1978). *Bittersweet: Surviving and Growing from Loneliness.* New York: Penguin Books.
Spitzer, M. (2019). *Einsamkeit: Die unerkannte Krankheit.* München: Droemer Knaur.
Stern, D. (2010). *Die Lebenserfahrung des Säuglings.* Mit einer neuen Einl. d. Autors. Übers. aus d. Amerik. v. W. Krege, bearbeitet v. E. Vorspohl. 10. Aufl. Stuttgart: Klett-Cotta.
Storr, A. (1990). *Die schöpferische Einsamkeit: Das Geheimnis der Genies.* Aus d. Engl. v. C. Broerrmann. Wien, Darmstadt: Paul Zsolnay.

Svendsen, L. (2016). *Philosophie der Einsamkeit.* Aus d. Norw. v. D. Stilzebach. Wiesbaden: Berlin University Press.

Tillich, P. (1987). *Systematische Theologie*, Bd. 3. Unveränd. Nachdruck der 4. Aufl. v. 1984. Berlin, New York: Walter de Gruyter.

Träger, E.M. (2015)., Ich bin nicht allein, ich habe ja mich. *Psychologie heute 12*, 24–26.

Turkle, S. (2012). *Verloren unter 100 Freunden: Wie wir in der digitalen Welt seelisch verkümmern.* Aus d. Engl. v. J. Stefanidis. München: Riemann.

Vanier, J. (2001). *Einfach Mensch sein: Wege zu erfülltem Leben.* Aus d. Engl. übers. v. B. Schellenberger. Freiburg i.B.: Herder.

Weiss, R.S. (1973). *Loneliness: The Experience of Emotional and Social Isolation.* With contributions by J. Bowlby, C.M. Parkes et al. Forword by D. Riesman. Cambridge, London: The MIT Press.

Wetzel, A. (2019). Viele mögen das Allein sein nicht. *Psychologie heute 3,* 10.

Wieland-Burston, J. (1995). *Einsamkeit: Zeiten des Rückzugs – Zeiten der Entwicklung.* Aus d. Amerik. übertr. v. O. Rinne. Stuttgart: Kreuz.

Willberg, H.A. (2022). *Das Zwerg: Eine wahre Geschichte für so genannte Erwachsene.* Roman. Palsweis: IDEA.

Willberg, H.A. (2023). *Einsamkeit und Vereinsamung: Ein interdisziplinärer Überblick mit Impulsen für Praxis und Politik.* Berlin: Springer.

Wust, P. (1965) [1935]. *Ungewissheit und Wagnis. Der Mensch und die Philosophie.* Gesammelte Werke, Hg. W. Vernekohl, Bd. 4. Regensberg: Münster: Regensberg.

Quelle der Bibelstellen: Ev. Kirche in Deutschland, Bund der Ev. Kirchen in der DDR (Hg.) (1985). *Die Bibel nach der Übersetzung Martin Luthers.* Rev. Fassung v. 1984. Standardausgabe. Stuttgart: Deutsche Bibelgesellschaft.

Zu sich kommen und bei sich bleiben 3

3.1 Das finstere Tal (Aufgeben oder weitergehen, das ist hier die Frage)

Einsamkeit als Pforte ist Einsamkeit mit Sinn. Ein „transitorischer Zustand", um auf Cohens Formulierung zurückzukommen, ist ein Durchgangszustand, darin hat er Sinn. Der Hirtenpsalm 23 spricht vom „*Wandern* im finsteren Tal". Martin Buber übersetzt: „Auch wenn ich gehn muß durch die Todschattenschlucht, fürchte ich nicht Böses, denn du bist bei mir, dein Stab, deine Stütze – die trösten mich" (Buber 1992, S. 38).

Es wird dunkel um mich. Die Perspektive geht verloren. Ich blicke nicht mehr durch. Ich tappe vor mich hin und weiß nicht mehr wohin und wozu. Aber es ist ein Hohlweg. Das heißt: Der Weg ist vorgezeichnet. Ich kann weder ausbrechen noch zurückgehen. Das Schicksal hat mich festgelegt. Die Frage ist jetzt nur noch, ob ich aufgebe oder weitergehe. Niemand zwingt mich, den nächsten Schritt zu tun. Ich kann mich dem Weitergehen verweigern und sitzenbleiben. Dann wird das dunkle Tal zum dunklen Loch. Ich bewege mich nicht mehr und versinke trostlos in Depression.

Die Trosterfahrung hängt vom Weitergehen ab. Du bist nur bei mir, wenn ich den nächsten Schritt wage. Nicht vorher schon. Dieses „Du" ist das transzendente Du, zu dem hin ich mich transzendiere, wenn ich reife. Die Spitze der Selbstverwirklichung in Maslows Bedürfnispyramide ist kein einsamer Gipfel, sondern vollkommene Gemeinschaft. Das transzendente Du ist mein erstes und letztes Zuhause. Es ist der Grund des Grundvertrauens und es ist die Hoffnung und der Lohn des bewährten Vertrauens.

Jeder Schritt, den ich im Tal der Todesschatten wage, ist ein Schritt des Vertrauens. Es wird ein Licht geben am Ende dieses Tunnels. Wenn er mir auch endlos erscheint, er ist doch nur Pforte. Ich blicke nicht mehr durch, aber ich gehe da hindurch, so wie das Schicksal es mir bestimmt. Ich sage ja zu diesem Weg, weil ich vertraue, dass es nur ein Durchgang ist.

Im finsteren Tal ist jeder Schritt ein Loslassen und jedes Festhalten ein Stehenbleiben. Ich erlebe den Weg als größte Einengung und darum fürchte ich mich. Aber mein Ja für jeden neuen Schritt bleibt nicht ohne Resonanz. Es kommt zurück als Ja des Lebens zu mir. Lebensbejahung ist nichts Einseitiges. Lebensbejahung bedeutet nicht nur, dass ich bejahe, sondern immer auch, dass ich bejaht bin. Ich bleibe im Leben und so bleibe ich dem Leben treu, und darum bleibt das Leben in mir und es bleibt mir treu. Ich entziehe mich nicht dem Leben und darum bleibe ich lebendig. Mein Entschluss, lebendig zu bleiben, ist meine Antwort auf den Trost. Ich bin getrost, weil ich mich trösten lasse, und darum fürchte ich mich *nicht*, mitten in der Angst. Sich mitten in der Angst nicht fürchten heißt mutig sein. Ich denke Tröstliches, ich hoffe auf Tröstliches. „Du bist bei mir". Ich erinnere ich mich an das Du des Grundvertrauens. Das Leben ist gut, das Leben ist für mich. Darum gehe ich weiter.

Jeder Schritt ist ein Loslassen, weil er nur in diesem Vertrauen gegangen werden kann. Vertrauen bedeutet immer Loslassen, weil Vertrauen Verzicht auf Sicherheit ist. Das finstere Tal ist die größte Herausforderung des Vertrauens, weil ich nichts mehr sehe, was meine Hoffnung bestätigen würde. Alles ist dunkel. Das heißt: Alles spricht dagegen, dass es hell wird.

Es ist paradox: In der größten Enge, und das heißt auch: in der größten Angst, wird mir die Einsamkeit zur Pforte in die Freiheit. Jeder Schritt im finstern Tal ist ein Schritt in die Freiheit, denn jeder Schritt ist ein Loslassen. Dieses Loslassen ist das Gegenteil von Aufgeben. Es ist immer nur das Loslassen von Täuschungen, die mich enttäuscht haben. Ich *bin* enttäuscht und darum *fühle* ich mich einsam. Aber ich halte nicht mehr an der Täuschung fest. Das Leben möchte mich mit einer neuen Wirklichkeit bekannt machen. Ich vertraue dem Leben und akzeptiere, was es mit mir vor hat.

Wenn ich loslasse, um den nächsten Schritt des Vertrauens zu wagen, finde ich Trost in der *Gelassenheit*. Das Wort „Gelassenheit" ist durch die christliche Mystik in unseren Sprachschatz eingegangen (Bollnow 1958). Der Psychologie hat sich der Begriff wissenschaftlich aber anscheinend noch nicht so recht erschlossen. Es wird sich lohnen, denn Gelassenheit und Grundvertrauen haben einen engen Bezug zueinander. „Gelassenheit entsteht auf der Basis von Bindungssicherheit und bewirkt Bindungssicherheit", erklärt die Psychotherapeutin *Dorothea Rahm* (Rahm 2008, S. 32). „Gelassenheit geht einher mit der Fähigkeit, sich einen Grund für Hoffnung zu erarbeiten" (ebd., S. 32f). Bemerkenswert ist ihre Konklusion: „Auch wenn es in der psychotherapeutischen Literatur in anderer Terminologie formuliert wird: Die Entwicklung von Gelassenheit, einhergehend mit Selbstwirksamkeit, ist das übergeordnete Ziel therapeutischen Handelns" (Ebd., 40).

Loslassen heißt, falsche Vorstellungen von der Realität hinter sich zu lassen und die Realität so annehmen, wie sie ist. Im Blick auf die Vergangenheit beinhaltet das, nicht mehr an alten Ansprüche sich selbst, den andern und dem Leben gegenüber festzuhalten. Loslassen heißt unabhängig werden. Wenn ich die Enttäuschungen mit anderen Menschen loslasse, was gleichbedeutend ist mit Schritten durch die Pforten der Einsamkeit, kehre ich damit nicht den Menschen selbst den Rücken zu, wohl aber meinen unzutreffenden Erwartungen an sie und meinen unerfüllten Ansprüchen gegen sie. Gerade dadurch werde ich aber auch in einer ganz neuen Weise frei *für* sie.

3.2 Zu viel ist zu viel (Weitergehen oder zusammenbrechen, das ist hier die Frage)

Die Musik der Positiven Psychologie wird mit Vorliebe in Dur gespielt. Das passt ja auch zu den positiven Emotionen, die der Hauptgegenstand der Positiven Psychologie sind. Da wirkt es ein bisschen fremd, wenn jemand ein Lied in Moll anstimmt. Aber es ist notwendig, weil die Positive Psychologie sonst oberflächlich positivistisch wird und so tut, als wären Wohlstand, Wohlergehen und Wohlbefinden das Allernormalste und gar nicht schwer zu erreichen, wenn man es nur richtig macht.

Ein wichtiges Lied in Moll zur platonisch-aristotelischen Philosophie der Lebensbejahung und implizit damit auch zur Positiven Psychologie, die genau auf dieser ideengeschichtlichen Linie liegt (Willberg 2021), stellt uns die die Philosophin *Lisa Tessman*, Professorin an der US-amerikanischen Binghamton University, zur Verfügung. Sie nennt es „Burdened Virtues" (Tessman 2005): „Belastete Tugenden". Gemeint sind altruistische, also sozial förderliche Charaktereigenschaften, Haltungen und aus Überzeugung gepflegte Verhaltensweisen in einem Umfeld, das sie nicht bestätigt. Man ist einsam, weil man mit seinem Ja zum Leben, zu Gerechtigkeit und Liebe, zu Freiheit und Gemeinschaft nicht gewollt und gebraucht zu werden scheint. Man ist einsam, *weil* man zu sich selbst gekommen ist und dadurch anders geworden ist als „alle Welt" (Elbing 1991). Die Tugend wird zur Last, weil sie den andern lästig ist.

Wir sollten nie vergessen, dass die Gesamtphilosophie *Platons* (428–348 v.Chr.) nur recht verstanden werden kann, wenn der hohe Stellenwert, den er den Anfeindungen, den Verleumdungen, dem Scheinprozess, dem Todesurteil und dem Sterben seines Lehrers *Sokrates* in seinen Schriften gibt, genügend Berücksichtigung findet. Die von Grundvertrauen motivierte positive Sicht des Daseins bei Platon ist nicht positivistisch, sondern sie geht aus von der leidvollen Wirklichkeit einer Gesellschaft, deren Prinzipien lebensfeindlich und verlogen sind und die darum auch dem, der das Leben bejaht und deshalb mutig nach der Wahrheit fragt, feindlich gegenübersteht. Das betrifft erst recht den Ursprung der christlichen Religion. Die lebensfrohe, hoffnungsvolle, aber auch sehr herausfordernde und gesellschaftskritische Haltung und Lehre des *Jesus aus Nazareth* führte zu Anfeindungen, Verleumdungen, dem Scheinprozess, dem Todesurteil und zu seiner bestialisch brutalen Hinrichtung. Der Theologe *Ed Parish Sanders* (1937–2022) weist in seiner konsequent geschichtswissenschaftlich konzipierten Jesusbiografie auf dessen einsame Erfahrung vor allem in der letzten Phase seines Wirkens hin (Sanders 1996). Jesus hoffte, dass sich seine Vision vom „Königreich Gottes", in dem Barmherzigkeit, Liebe, Wahrhaftigkeit und Gerechtigkeit herrschen, jetzt erfüllen würde. Er hoffte zuletzt, als sich die Feindschaft der Mächtigen gegen ihn zugespitzt hatte, auf ein unmittelbares Eingreifen Gottes. Noch kurz vor seiner Verhaftung betete er in der berühmten Gethsemane-Szene inständig, den „Kelch" des einsamen Sterbens als völlig Ausgestoßener durch die Hinrichtung, Höchstmaß der Erniedrigung und qualvollen Leidens, wenn nur irgend möglich nicht trinken zu müssen.

Die Leidenschaft der Lebensbejahung kann sich als Leidensweg erweisen und dieser als Passionsweg im Tal der Todesschatten, wo die Last zur Überlastung wird. Wenn ich weitergehen möchte, dabei aber die Last, die ich zu tragen habe, übermäßig groß ist, breche ich zusammen. Ich trage es, aber *er*tragen kann ich es nicht mehr. Zu viel ist zu viel.

Ich kann zwar meine falschen Vorstellungen von der Wirklichkeit loslassen, die mich früher einmal täuschten und enttäuschten, aber ich kann mein Gewordensein nicht loslassen. Dazu gehören wesentlich die emotionalen Spuren dieser Enttäuschungen, sie bleiben in mir als Verletzungen und Narben. Sie werden Teil meiner Veranlagung und sind darum Teil meines Charakters, wenn sie ihn auch nicht ganz bestimmen können. Aber sie setzen meiner Selbstbestimmung Grenzen. Sie schwächen mich.

Die Positive Psychologie sieht zu Recht das Entstehen von „Charakterstärken und Tugenden" (Peterson und Seligman 2004) als wesentliche Basis für das „Flourishing" (Seligman 2012), worunter das Aufblühen positiver Einstellungen, Verhaltensweisen und Emotionen zu verstehen ist, wenn eine Person ihr gutes Potenzial auf beiden Seiten des Bindungskontinuums in hohem Maß entfaltet. Burdened Virtues sind hingegen Tugenden, die das Aufblühen beinträchtigen oder gar erdrücken, weil sie den Preis einer sehr hohen Belastung haben. Das kann sich ereignen, wenn sie auf massiv aversive äußere Umstände treffen, etwa in einem totalitär autoritären sozialen Umfeld, das die Freiheit des Inidivuums prinzipiell unterdrückt. Zu Recht beschäftigt sich die Positive Psychologie viel mit der Frage, wie man solchen finsteren Tälern entkommen kann, um womöglich sogar gestärkt endlich das Glück des Aufatmens und Aufblühens zu erfahren. Aber Tessmann wendet ein, dass dies zu einseitig ist, wenn man nicht den Blick genauso ernsthaft den Menschen zuwendet, für die sich *kein* Licht am Ende des Tunnels auftut und deren Lage auch nicht den Eindruck macht, als könnte sich ihr Schicksal demnächst oder überhaupt glücklich wenden. Tessmann spricht von irreversiblen Schäden und unausweichlicher Unterdrückung. Irreversible Schäden können extreme Traumata sein: „Wenn Unterdrückung sich darin auswirkt, dass die Bedingungen für gelingendes Leben geraubt werden oder verheerende und traumatisierende Erfahrungen auftreten, dann wird Tugend nicht hinreichen, um das Wohlbefinden unterdrückter Menschen zu bewahren" (Tessman 2005, S. 109).

Tessman stellt das Problem der Burdened Virtues dorthin, wohin es auch gehört: in den gesellschaftlichen Zusammenhang. Zu Recht erinnert sie daran, dass Platon wie auch sein Schüler Aristoteles das Aufblühen der Tugenden der einzelnen Person nicht losgelöst vom Aufblühen der Tugenden in der sozialen Gesellschaft betrachteten, deren Teil sie ist. Platons Tugendmodell für die „Polis", das heißt die griechische Stadtgesellschaft, entspricht seinem Tugendmodell für das Individuum, und die ethische und psychosoziale Gesundheit der Polis steht mit der ethischen und psychosozialen Gesundheit der Einzelperson qua „Flourishing" in unmittelbarem Wechselbezug: Eine kranke Gesellschaft macht ihre Mitglieder krank, vice versa (Willberg 2021), wobei der gesellschaftliche Einfluss auf die Einzelperson größer ist als der umgekehrte des Indviduums auf die Gesellschaft, das mit seiner ethischen und psychosozialen Gesundheit der kranken Gesellschaft sehr einsam gegenüberstehen und den Eindruck bekommen kann, nichts wirklich Heilsames darin bewirken zu können.

Nüchtern spricht Tessman den Preis an, den Burdened Virtues kosten können: Aus der Überlastung können schwere Schäden resultieren, nicht selten schlägt bewundernswerter Idealismus um in Nihilismus, Härte, übermäßige Verletzlichkeit, Bitterkeit und Groll. Aber sie stellt auch fest, dass Menschen mit dem „Gegenteil von Hoffnungslosigkeit" reagieren und, „was vielleicht zum wundern ist, sogar unter den schlimmsten Formen der Unterdrückung dieses Phänomen in ihnen überlebt: das Bejahen und Annehmen (affirmation and embrace) des Lebens. Die Entscheidung, weiterzugehen und zu beharren auf dem Ja zum Leben ist eine existenzielle Entscheidung mit hoher Bedeutung, wenn jemand Unterdrückung erfährt" (Tessman 2005, S. 168).

Wesentlich kommt es darauf an, ob ich auch unter den schwierigsten Bedingungen des Einsamseins meine Würde wahren kann.

3.3 Die Würde wahren (Innere oder oder äußere Ehre suchen, das ist hier die Frage)

Die Lebenskunst der konsequenten Lebensbejahung entsteht aus den Antworten auf die im Lebensvollzug immer neu gestellte Frage, was *Menschlichkeit* eigentlich ist, also das naturgemäße Dasein der Person in der Beziehung zu den andern. Tugend ist der Positiven Psychologie nach zu Recht definiert als die Kraft gesunder Lebenseinstellung und Lebensführung in diesem Sinn, und das war auch schon bei Platon und den Stoikern so, die sein ethisches Basismodell der so genannten „Kardinaltugenden" vollständig übernahmen (Willberg 2021).

Bis zur Entstehung von Gesundheitspsychologie und Positiver Psychologie von den 1950er-Jahren an hatte sich die neuzeitliche Medizin und Psychologie fast ausschließlich mit dem beschäftigt, was krank macht, und dadurch die überaus reichen Ressourcen der Faktoren, die Gesundheit schaffen und erhalten, sträflich vernachlässigt. Durch ein interkulturelles Projekt unter Leitung von Martin Seligman wurde schließlich auf empirischem Weg mit der Systematisierung der „Character Strengths and Virtues" ein Basismodell der Klassifikation seelischer Gesundheit als Gegenstück zu den mittlerweile sehr differenzierten Klassifikationssystemen seelischer Krankheit geschaffen (Peterson und Seligman 2004). Dadurch kam die Forschung auf das System der Kardinaltugenden zurück. Die „Character Strengths and Virtues" der Positiven Psychologie repräsentieren die Wiederentdeckung der Kardinaltugenden als Grundstruktur gesunder Selbstverwirklichung (Willberg 2021), deren Bedeutung erst im 20. Jahrhundert unter dem Einfluss von radikalem Existenzialismus, Nihilismus und prinzipiellem Skeptizismus aus dem Blick geraten war.

Das war *auch* durch die Reaktion auf die autoritäre Interpretation der Tugenden im Katholizismus bedingt, aber durchaus nicht nur. Denker des 19. Jahrhunderts unterstellten der Aufklärungsethik einen künstlichen, lebensfremden Moralismus, was aber eine entstellende Überzeichnung gewisser Tendenzen der gesellschaftlichen Entwicklung im 17. und 18. Jahrhundert war. Der Begriff „Tugend" hat sich bis heute nicht von der Verachtung erholt, die er damals erfuhr. Dabei meinte „Tugend" eigentlich nicht mehr und nicht weniger als *Lebenstüchtigkeit* – Zurechtkommen im Leben, gelingendes Leben, also psychosoziale Gesundheit (ebd.).

Das Höchstmaß seelischer Gesundheit fällt nun aber mit dem Höchstmaß ethischer Exzellenz und Vorbildlichkeit zusammen. Bei Platon kommt das Höchstmaß der Vernunft durch die göttliche Weisheit; weil Sokrates das glaubt, deutet er die Möglichkeit zur Flucht aus der Todeszelle als Versuchung. Platon hat der Begründung seines Lehrers, der Vollstreckung des ungerechten Todesurteils nicht auszuweichen, mit dem „Kriton" ein ganzes Buch gewidmet (Platon 1990a). Sokrates' Freund Kriton besucht ihn im Kerker und unterbreitet ihm einen Fluchtplan. Sokrates geht nicht darauf ein. Er ist 70, für die damalige Zeit ein sehr hohes Alter. Der Tod muss ohnehin über kurz oder lang kommen, warum sollte er jetzt einen großen Aufwand betreiben, um ihm zu entgehen? Aber das ist noch nicht sein Hauptargument. Es geht ihm darum, bedingungslos dem Anspruch der Vernunft treu zu bleiben. Vernünftig sei es, die Qualität des Lebens höher zu achten als nur am Leben zu bleiben, sagt Sokrates. Lebensqualität, also das *gute* Leben, ist jedoch, vernünftig betrachtet, gleichzusetzen damit, „würdig und gerecht" zu leben (ebd., S. 87). Es ist interessant, dass in der üblichen autorisierten Platonübersetzung „gerecht und sittlich" steht. Mit „sittlich" ist an dieser Stelle das griechische „kalos" wiedergegeben, dessen Hauptbedeutung „schön" ist, aber gemeint ist eine Schönheit, die zugleich auch ethisch gut ist, im Sinne des Stimmigen, Passenden, Angemessenen, und damit auch im Sinne des *Würdigen* (Langescheidt 1993). Darum gehört auch „würdig" zum Spektrum der Übersetzungsmöglichkeiten. Das Sittliche ist hier also das Angemessene als das *Würdige*.

Im Blick auf die Gerechtigkeit als Zieltugend der Kardinaltugenden stellt Sokrates nun fest, dass es zur konsequenten Vernunft gehört, nicht auf Unrecht mit Unrecht zu reagieren, weil die Vernunft es ausschließt, sich für Unrecht zu entscheiden. Für Sokrates wäre es ein Unrecht, die Würde seiner „Vaterstadt" Athen anzutasten, indem er sich einem offiziellen Ratsbeschluss der Stadtregierung widersetzt, selbst wenn dieser offensichtlich ungerecht war. Entweder muss ich sie überzeugen oder ich muss dulden, was mir zu Unrecht auferlegt wird, denkt Sokrates, wenn ich konsequent vernünftig bleiben will. Sonst taste ich die Würde der Polis an und entwürdige mich selbst.

Man kann diese Logik nur nachvollziehen, wenn man sich bewusst macht, dass die griechischen Stadtstaaten sich als von ihren Göttern begnadete und geformte Organismen sahen, in denen das Individuum viel weniger galt als die Gemeinschaft der „Polis". Leitbild wie auch ein großer Teil der beruflichen Identität der Menschen in der Polis war der militärische Einheitsgedanke. Wie im Militär galt Loyalität viel mehr als individuelles Recht. Sokrates selbst war ein geehrter Veteran.

3.3 Die Würde wahren

Die Zeiten ändern sich, Gott sei Dank, weil die Einsicht in das, was naturgemäß ist, sich ändert und vertieft. Im Maß des Wachsens der Einsicht entfaltete sich der *Humanismus*. Das sokratische Denken spielte die Schlüsselrolle für diese Entwicklung, aber das Verständnis der Natur des Menschen war im griechischen Raum des 5. vorchristlichen Jahrhunderts noch archaisch geprägt: Der eigene Stamm ist von den Göttern dazu erwählt, auf alle „Barbaren" herabzusehen, er ist legitimiert, sie zu versklaven; Frauen, Kinder und Sklaven haben den Männern untertan zu sein und so weiter.

Wir können festhalten: Burdened Virtues entstehen dort, wo Menschen um der Würde willen konsequent bei gelebten Werten bleiben, die ihrem Verständnis vernunftgemäßer natürlicher Angemessenheit entsprechend unbedingt Geltung beanspruchen, und wenn sie sogar bereit sind, ihr Leben dafür hinzugeben, wenn es darauf ankommt.

Ein Hauptpunkt der Anklage gegen Sokrates lag darin, er sei gottlos und habe einen sehr schlechten Einfluss auf die Jugend (Platon 1990b). Um seiner Würde willen verweigert sich Sokrates der Möglichkeit, den Anklägern durch die Flucht Grund zur Bestätigung ihrer Meinung zu geben, dass er „der Gesetze Verderber ist" und darum auch „wohl gar sehr dafür gehalten" werden müsse, „auch der jüngeren und noch unvernünftigen Menschen Verderber zu sein" (Platon 1990a). Soll er das riskieren, nur um seine Haut zu retten? Aus Sicht des athenischen Soldaten Sokrates wäre das eine der Fahnenflucht vergleichbare Flucht vor der Verantwortung und darum Unvernunft. „Wohl denn, Kriton", beendet Sokrates den Dialog, „so laß uns auf diese Art handeln, da uns hierhin der Gott leitet." Also um der Weisheit willen.

Die Gleichsetzung von Vernunft als Weisheit, höchstem Gut und Würde hat sich bei den Stoikern noch mehr hin zum Schwerpunkt „Würde" verschoben. Der Stoiker *Panaitios* (180–110 v.Chr.), der eine große Wirkung auf die Ethik der römischen Republik hatte, stellte mit seiner ausführlichen Interpretation der platonischen Kardinaltugenden hierfür die Weiche. Dieses Werk ist als einziges aus Panaitios' Feder mehr oder weniger vollständig überliefert, weil *Marcus Tullius Cicero* (106–43 v.Chr.) mit „Über die Pflichten" eines seiner eigenen Hauptwerke daraus machte und die Quelle nicht verschwieg (Cicero 1984). Was bei Platon das höchste Gut der weisheitsbestimmten Vernunft ist, wird bei Cicero zum höchsten Gut der „Honestas". Das entspricht semantisch weitgehend dem griechischen „Kalon" als dem ethisch bestimmten Schönen, es lässt sich mit „Ehre, Ansehen, Anstand, Würde" übersetzen und kann in diesem Sinn ein Synonym für Sittlichkeit und Tugend sein (Menge 1963).

Die ethische Grundfrage der griechisch-römischen Kultur, um die sich schon das Denken von Sokrates und Platon drehte, lautete: Soll es um die *äußere* oder um die *innere* Ehre gehen? Dem gesellschaftlichen Mainstream der griechisch-römischen Antike ging es phasenweise exzessiv um die äußere Ehre. Wenn die äußere Ehre das Ansehen der Menschen in einer Gesellschaft stark dominiert, tritt ihr Anspruch in Gegensatz zum Postulat der inneren Ehre, bis hin zur Perversion, wenn die äußere Ehre heilig gesprochen und die innere zur Zielscheibe von Hass und Spott und dadurch zum Projektionsziel der eigenen Unwürdigkeit und Unsittlichkeit wird. Die lodernden Brennpunkte dieser Pervertierung (abgesehen von den nicht weniger gefährlichen schwelenden Brennpunkten) sind derzeit Trumpismus, Putinismus, chinesischer Totalitarismus und radikaler Islamismus, und ihr ergiebiger Brennstoff sind Populismus und Fanatismus. Dort liegen die derzeit gefährlichsten Herde exzessiver

Sittenlosigkeit, und wenn man so will: Das sind unsere „Zustände wie im alten Rom." Jene Weichenstellung richtete die praktisch philosophische Entwicklung hingegen geradewegs auf das Aufblühen der noch zarten Pflanze des Humanismus aus.

Nicht von ungefähr war Cicero in der finalen Auseinandersetzung der römischen Republik mit dem neuen Autokratismus Caesars und den damit einhergehenden Turbulenzen der Auflösung des gesellschaftlichen Zusammenhalts zugunsten maßloser Egoismen ein ähnliches Schicksal wie Sokrates beschieden. Ihm wurde kein Prozess gemacht, aber als ein meistgehasster Römer musste er das Weite suchen und wurde auf der Flucht ermordet (Giebel 2006). Nicht anders ging es Seneca, der mit ähnlicher Intensität wie Cicero dessen humanistischen Faden weiter gesponnen hat.

Cicero beginnt sein ausführliches Werk über die Kardinaltugenden, indem er das Prinzip der Unterscheidung zwischen „Honestas" und „Utilitas" einführt. Utilitas ist Zweckbestimmung, Nützlichkeit. Cicero schreibt der Nützlichkeitserwägung hohen Wert zu, aber er ordnet sie der Honestas unter (Cicero 1984). Die Würde ist also Selbstzweck, und wenn es darum nur noch um die Wahrung der Würde geht, werden alle Erwägungen, was man sonst noch davon haben mag, hinfällig.

Die stoische Maxime des Wahrens der Würde um jeden Preis hat *Immanuel Kant* (1724–1804) mit großer Wertschätzung seinem ethischen System eingefügt. Davon ausgehend stellte er die „Ehrliebe" als „eine von der Ehrbegierde […] (welche auch sehr niederträchtig sein kann) himmelweit unterschiedene Denkungsart" dar (Kant 1995, S. 505). „Ehre" ist hier nichts anderes als „Würde". Kant nennt die „Ehrliebe" qua Wahrung der Würde eine „Pflicht des Menschen gegen sich selbst" und behauptet, deren erster Grundsatz laute: „lebe der Natur gemäß". Das beinhalte aber auch: „mache dich vollkommener, als die bloße Natur dich schuf" (ebd., S. 504f). Kant meint damit wie Maslows Bild der Pyramidenspitze die Selbsttranszendierung als Krönung menschlicher Selbstverwirklichung, als Spezifikum der Menschlichkeit, das sich darin ausdrücken kann, dass wir um der Würde willen auf jegliche noch so vordringliche Bedürfniserfüllung verzichten und selbst den Tod nicht scheuen.

Das Würdige ist das jeweils gute, wahre und schöne Gebotene und das Gebotene ist die Pflicht. Das versteht Cicero unter der „Honestas" und er begreift sie mit Platon und den Stoikern nicht als äußere Norm, sondern freie Entscheidung aus Vernunft. Kant sah das prinzipiell genauso und hat daraus sein ethisches System des „Kategorischen Imperativs" als Grundlage der modernen freiheitlichen Gesellschaft geformt. Kategorisch ist der Imperativ, weil es ihm im Kern um ein Verhalten geht, das nicht nur zweckbestimmt, sondern zweckfrei um der Würde willen geboten ist (Kant 1981).

Die Wahrung der Ehre im Sinne der Würde ist das zeitlose Kernkriterium der Kardinaltugend *Tapferkeit*. Ehrenhaftigkeit und Tapferkeit haben sich im archaischen Griechentum im soldatischen Heldentum konzentriert und wurden dort mit kämpferischer Todesbereitschaft gleichgesetzt. Dieses gänzlich maskulin begriffene und sehr stark auf das Äußere bezogene Tugendverständnis wirkt bis heute mit scheinbar untilgbarer Beharrlichkeit fort, zugleich hat sich aber der praktisch philosophische Bedeutungsschwerpunkt des Verständnisses der Tugend Tapferkeit deutlich in die humanistische Richtung verschoben. Recht verstanden geht es schon bei Platon um den *Mut* zur Wahrung der Würde. Das bedeutet, unter keinen Um-

3.3 Die Würde wahren

ständen den Anspruch auf Wahrheit und Gerechtigkeit preiszugeben und, im Bild gesprochen, erhobenen Hauptes dem entgegenzutreten, was dem Wahren, Guten und Schönen widerspricht und spottet, um ihm die Stirn zu bieten. Würdiges Verhalten gegen gesellschaftliche Phänomene dieser Art bezeichnen wir heute als *Zivilcourage* (Mieth 1984). Aus der Perspektive des platonisch-stoischen Systems der Kardinaltugenden passt das Wort sehr gut, wenn man absieht von jener zeitbedingten relativen Geringachtung des Individuums im Verhältnis zur Polis, denn die drei Kardinaltugenden *Klugheit* (Vernunft), *Maß* und *Tapferkeit* zielen alle darauf hin, dass die Tugend *Gerechtigkeit* verwirklicht wird. Daraus folgt: Mut und Tapferkeit sollte man überhaupt nur als ethischen Wert ansehen, wenn Gerechtigkeit das Ziel ist. Auch Tessman definiert die Tugend Tapferkeit in dieser Weise, weist aber auch auf die Gefahr hin, dass gerade sie zur Burdened Virtue wird, weil Mut um der Gerechtigkeit willen auch immer das Risiko enthält, dass sich jemand selbst aufopfert und so sehr darunter leidet, dass er beginnt, die Feigen zu beneiden. Mut und Tapferkeit sind ja auch gerade dadurch definiert, um des einen vorrangigen Bedürfnisses willen ein anderes aufs Spiel zu setzen, ohne die Gewähr, dass dieses auch noch genug zum Zug kommen wird (Tessman 2005).

Um der Gerechtigkeit willen hat das Wahren der Würde also auch stets einen gemeinschaftlichen Bezug. Cicero kehrt darum den Zusammenhang von Honestas und Iustitia besonders hervor. Die Gerechtigkeit als Iustitia durch gemeinschaftliche Verantwortung zu definieren ist der Leitgedanke des aufblühenden Humanismus bei Cicero.

Ciceros Modell der Kardinaltugenden wurde im 4. Jahrhundert zum ethischen Basismodell des Christentums (Becker 1994; Willberg 2021). Vernunft und Würde als transzendente Herleitung und Zielsetzung der Kardinaltugenden hat man dabei aber durch die so genannten „christlichen Tugenden" Glaube, Hoffnung und Liebe ersetzt, mit der Liebe als dem höchsten Gut. „Um der Liebe willen" hieß jedoch in der Konfrontation mit Unrecht weiterhin zugleich auch „um der Würde willen", identifiziert mit wahrer Vernunft und gottgegebener Weisheit. Allerdings schieden sich die Geister am Liebesbegriff.

Wenn die Verpflichtung zur Liebe als *äußeres* Gebot erscheint, liegt die Motivation im Lohn für den Gehorsam und ist darum zweckbestimmt. Das kann zur Erfüllung der Bedürfnisse nach Beziehung und Sicherheit beitragen, was aber besser zum Gerechtigkeitsbegriff als zum Liebesbegriff passt. Wenn es wirklich Liebe sein soll, dann muss das Herz es wollen, also das *Gewissen*. Ein gesundes Gewissen ist intrinsisch motiviert: Ich folge dem kategorischen Imperativ als der gebietenden Stimme meines Gewissens, weil ich erkenne, dass sie das um meiner Würde willen sagt. Ich folge ihr aus persönlicher Überzeugung, denn sie vertritt einen Wert, den ich nicht verleugnen möchte. Das schließt aus, dem Liebesgebot zu gehorchen, weil es mir äußerlich verordnet ist, um demnächst oder in der Ewigkeit dafür belohnt zu werden. Kant hat das pointiert so zum Ausdruck gebracht: Es gehe darum, „Handlungen nicht darum für verbindlich zu halten, weil sie Gebote Gottes sind, sondern sie darum als göttliche Gebote anzusehen, weil wir dazu innerlich verbunden sind" (Kant 2010, S. 828).

Kant zufolge muss man zwischen Liebe aus Neigung und Liebe aus Pflicht unterscheiden. Liebe aus Neigung ist keine Pflicht, denn sie lässt sich nicht als Pflicht vermitteln, besonders dort nicht, wo es geboten ist, der Neigung zum Trotz zu lieben, vor allem also bei Feindesliebe (Kant 1981). Analog unterscheidet Kant das *Streben* nach Glück von der „Würdigkeit, glücklich zu sein" (Kant 2010, S. 817).

Abb. 3.1 Selbsttranszendenz und Würde

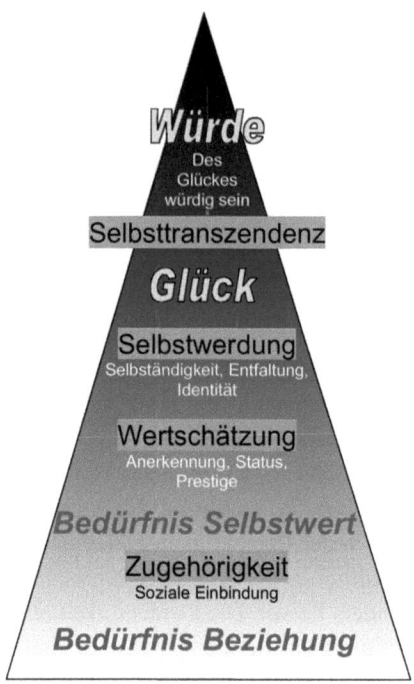

Den Wachstumsprozess in diese Richtung nennen wir eine gesunde Persönlichkeitsentwicklung im Sinne von Reifung (Abb. 3.1). Die gesunde innere Unabhängigkeit wächst im Maß der Überwindung des Egoismus: Ich behalte mich mir selbst nicht mehr vor aus Angst, mich selbst zu verlieren. Getragen vom Grundvertrauen kann ich mich hingeben, ohne noch etwas davon haben zu müssen.

Der schmerzlichste Gedanke, der die nächsten Schritte im einsamen Tal der Todesschatten radikal in Frage stellt, sagt: „Es lohnt sich nicht." Selbsttranszendenz, auf welchem Weg auch immer sie erreicht wird, führt darüber hinaus. Selbsttranszendenz ist Freiwerden zur Selbstlosigkeit. Ich muss nichts mehr davon haben, weil ich überhaupt nichts mehr *haben* muss, denn es genügt mir zu *sein*. Durch die Selbsttranszendierung ändert sich die Zukunftsorientierung der Bedürfnispyramide: Es gibt kein Ziel mehr zu erreichen außer dem einen, in der Gegenwart die Würde zu wahren. Es geht nicht um mich, sondern um die Würde. Ich kann meine Würde in der Gegenwart nur wahren, wenn ich zugleich die Würde der andern wahre, vice versa. In diesem Zustand der Würde und des Würdigseins zu verharren ist *Freiheit*.

Vor diesem Hintergrund kann man fragen, ob die Spitze der Bedürfnispyramide überhaupt noch ein Bedürfnis ist. Kann es denn ein Bedürfnis sein, um der Würde willen auf jede Bedürfniserfüllung zu verzichten? Kant hat das verneint, weil er darin wieder eine Zweckbestimmung gesehen hätte. Vielleicht darf man aber auch von einem *Endzweck* sprechen, der darum, weil er keinen Zweck mehr über sich hat, auch *Selbstzweck* ist. Ich habe nichts davon, und doch habe ich sehr viel davon, um nicht zu sagen: alles, denn ich bleibe bei mir selbst, indem ich bei meinen höchsten Werten bleibe. Das ist eine andere Dimension der Bedürfniserfüllung im transzendenten Bereich der Selbstlosigkeit und Ganzhingabe. Man wird nicht fehl gehen, sie das *spirituelle Bedürfnis* zu nennen und es als tiefstes menschliches Bedürfnis überhaupt zu verstehen und damit in Übereinstimmung mit Maslow tatsächlich als Spitze und Ziel aller gesunden Selbstverwirklichung. Mit Kant gedacht und gesprochen ist es „geradezu ein Bedürfnis der Vernunft, daß wir ‚die Erhabenheit unserer eigenen übersinnlichen Existenz' auch ‚spüren' […], um der reinen Willensbestimmung Eingang in unsere Maximen zu verschaffen" (Recki 2001, S. 295).

Kants Grenze in dieser Hinsicht ist die Grenze seines Menschenbildes, dem noch Reste der dualistischen Unterscheidung zwischen der minderwertigen Leiblichkeit und dem Geist anhaften: Bedürfnisse sind biologisch, der Geist sollte möglichst frei davon sein, andernfalls ist er getrübt. Aber Kant war auf dem Weg, diesen Dualismus hinter sich zu lassen, und er hat mit seiner „Kritik der reinen Vernunft" eine entscheidende Weichenstellung dorthin vorgenommen. Darum konnte er den Pflichtbegriff auch weiter fassen als man meinen mag. Er dehnte ihn sozusagen auch auf den unteren Teil der Bedürfnispyramide aus, wo Bedürfniserfüllung sehr wohl bedeutet, dass sich das Handeln lohnt, und zwar um des Glückes willen: „Seine eigene Glückseligkeit sichern, ist Pflicht", steht in der „Grundlegung zur Metaphysik der Sitten", „denn der Mangel der Zufriedenheit mit seinem Zustande, in einem Gedränge von vielen Sorgen und mitten unter unbefriedigten Bedürfnissen, könnte leicht eine große Versuchung zu Übertretung der Pflichten werden" (Kant 1981, S. 25). Das liest sich zwar eher wie eine Konzession, aber bedenkens- und bemerkenswert ist es doch. Die Tugenden brauchen eine stabile emotionale Grundlage, um reifen zu können, sonst gehen Mut und Maß verloren, die vernünftige Klugheit dringt nicht mehr durch und das Ziel der Gerechtigkeit wird kaum noch erreicht. In der Überlastung liegt ein destruktives Potenzial. Wir können unter dem Gewicht der Burdened Virtues immer noch stärker werden oder aber auch zusammenbrechen (Tessman 2005).

Fallbeispiel: Sie lässt sich nicht mehr entwürdigen
Die Herkunftsfamilie des Vaters von Frau C. war dem Nationalsozialismus ergeben. Geprägt durch diesen menschenverachtenden Geist tyrannisierte auch ihr Vater seine Familie. Die Mutter starb früh und Frau C. musste an ihrer Stelle die Pflichten der Hausfrau übernehmen. Ihr blieb eine Berufsausbildung versagt und ihr wurde eingetrichtert, dumm und hässlich zu sein und als gehorsame Magd ohne Rechte zu leben.

Frau C. heiratete früh, in der Hoffnung, dadurch Freiheit zu finden. Ihr Mann schien ein sanfter Gegentyp zum jähzornigen Vater zu sein, aber er war von einem ähnlichen autoritären Geist geprägt und hatte gelernt, dass sich die Frau dem Mann nach seinen Wünschen zu fügen hat, was er nun auch empathielos von ihr forderte. Sie gab ihm, was er wollte, weil sie nichts anderes kannte als sich unterordnen zu müssen.

Frau C. hatte einen egoistischen Bruder, der sie nicht weniger erniedrigte als ihr Vater. Als er schwer krank wurde, beanspruchten er und der Vater, dass selbstverständlich Frau C. ihn zu pflegen habe, was sie auch gehorsam tat, bis er starb. Die widerwärtigen Umstände der Pflege und die rücksichtslose Gängelung traumatisierten sie.

Auch der Vater wurde krank und allmählich pflegebedürftig. Er erwartete von seiner braven Tochter, jetzt genauso für ihn da zu sein wie für den Bruder. Das schien auch bei oberflächlicher Betrachtung das Nächstliegende zu sein, denn sie war im engeren Familienkreis als Einzige „nur Hausfrau", also „ohne Arbeit". Sie fühlte sich moralisch verpflichtet dazu, aber ihr Organismus reagierte auf die zurückliegenden traumatischen Erfahrungen, indem er streikte. Das heißt: Je mehr moralischen Druck sie spürte, desto gravierendere körperliche Symptome traten auf, die es ihr allenfalls unter größter Mühe noch möglich machten, ihrer vermeintlichen Pflicht nachzukommen.

Die empathielose scheinbare Sanftmut ihres Mannes erlebte Frau C. je länger me mehr als gleichgültige Unbeweglichkeit. Ihr Organismus reagierte auch auf ihn mit Abwehr. Eine Paarberatung scheiterte letztendlich, weil er sie eigentlich nicht für nötig hielt. Aber für Frau C. war sie der Beginn eines langen Wegs zur Freiheit.

Ihr Umfeld, die eigenen Söhne eingeschlossen, sah sie als stets und für alles Mögliche verfügbare Magd und hatte keinen Bedarf, dieses Bild zu ändern. Aber sie änderte sich und das passte nicht ins Bild. Mit jedem Schritt in Richtung Freiheit begegneten ihr Unverständnis und Distanz. Vor allem ihr Vater spielte subtil sein Repertoire der Verhaltensweisen aus, um sie einzuschüchtern und ihr ein schlechtes Gewissen zu machen. Ihr individuell dominierendes Beziehungsbedürfnis wurde ständig frustriert. Es war ein sehr einsamer Weg für sie, der sehr viel Mut erforderte.

Aber sie fand zu sich. Unter großen Mühen und Ängsten wagte sie es, sich zu nichts mehr nötigen zu lassen, um souverän selbst zu entscheiden, was sie wollte und was nicht. Sie ließ sich helfen von den wenigen Menschen, die sie ernstnahmen, verstanden und begleiteten. Sie reflektierte ihren engen, angstbestimmten religiösen Glauben und veränderte ihr Gottesbild. Sie widmete sich ihrem kreativen Potenzial und erlaubte es sich, um ihrer Würde willen, es zu entfalten. Mit jedem mutigen Schritt voran blühte sie weiter auf, wenn sie auch viel Geduld und Tapferkeit dazu brauchte. Das sah man ihr auch deutlich äußerlich an: Ihre leidgeprägte angestrengte Körperhaltung und Mimik wandelte sich in natürliche Anmut. Sie wurde schön.

Literatur

Becker, M. (1994). *Die Kardinaltugenden bei Cicero und Ambrosius: De officiis*. Chrêsis: Die Methode der Kirchenväter im Umgang mit der antiken Kultur, Bd. 4. Westfälische Wilhelms-Universität Münster, Institut für Altertumskunde. Hg. C. Gnilka. Basel: Schwabe & Co.

Bollnow, O.F. (1958). *Wesen und Wandel der Tugenden*. Frankfurt a.M.: Ullstein.

Buber, M. (1992). *Die Schriftwerke*. In: Die Schrift. Verdeutscht von M. Buber gemeinsam mit F. Rosenzweig. Bd. 4, 10., verbess. Aufl. der neubearb. Aufl. von 1954. Suttgart: Deutsche Bibelgesellschaft.

Cicero, M.T. (1984). *De officiis: Vom pflichtgemäßen Handeln*. Lat. u. deutsch. Übersetzt, kommentiert u. hg. v. H. Gunermann. Durchgesehene u. verbess. Aufl. Stuttgart: Philipp Reclam jun.

Elbing, E. (1991). *Einsamkeit: Psychologische Konzepte, Forschungsbefunde und Treatmentansätze*. Göttingen, Toronto, Zürich: Hogrefe.

Giebel, M. (2006). *Cicero*. Mit Selbstzeugnissen und Bilddokumenten. 16. Aufl. Reinbek: Rowohlt.

Kant, I. (1981). *Grundlegung zur Metaphysik der Sitten*. In: Kant, I. Schriften zur Ethik und Religionsphilosophie, 1. Teil. Werke in zehn Bänden, Hg. W. Weischedel, Bd. 6. Darmstadt: Wissenschaftliche Buchgesellschaft, 7–102.

Kant, I. (1995). *Die Metaphysik der Sitten*. In: Kant, I. Die Religion innerhalb der Grenzen der blossen Vernunft, Die Metaphysik der Sitten. Werke in sechs Bänden, Bd. 5. Hg. R. Tomann. Köln: Könemann, 243–259.

Kant, I. (2010). *Kritik der reinen Vernunft*. Hg. I. Heidemann. Stuttgart: Philipp Reclam jun.

Langenscheidt-Redaktion (Hg.) (1993). *Langenscheidt Taschenwörterbuch Altgriechisch*. München: Langenscheidt.

Menge, H. (1963). *Langenscheidts Taschenwörterbuch Lateinisch-Deutsch und Deutsch-Lateinisch*. Berlin, München et al.: Langenscheidt.

Mieth, D. (1984). *Die neuen Tugenden: Ein ethischer Entwurf*. Schriften der Kath. Akademie in Bayern, Hg. F. Henrich, Bd. 104. Düsseldorf: Pamos.

Literatur

Peterson, C., Seligman, M.E.P. (2004). *Character Strengths and Virtues: A Handbook and Classification*. Values in Action Institute, American Psychological Association. New York: Oxford University Press.

Platon (1990a). Kriton. In: Platon. *Werke in acht Bände.* Griech. u. deutsch. Sonderausg., Bd. 2. Hg. G. Eigler, bearbeitet v. D. Kurz, griech. Text v. L. Robin u. L. Méridier, deutsche Übersetz. v. F. Schleiermacher. Darmstadt: Wissenschaftliche Buchgesellschaft, 71–107.

Platon (1990b). Des Sokrates Verteidigung [Apologie]. In: Platon. *Werke in acht Bände.,* Griech. u. deutsch. Sonderausg., Bd. 2. Hg. G. Eigler, bearbeitet v. H. Hofmann, griech. Text v. L. Bodin, A. Croiset et al., deutsche Übersetz. v. F. Schleiermacher. Darmstadt: Wissenschaftliche Buchgesellschaft, 1–69.

Rahm, D. (2008). Gelassenheit. In: Auhagen, A.E. (Hg.). *Positive Psychologie: Anleitung zum „besseren" Leben.* 2., überarb u. erw. Aufl. Weinheim: Beltz PVU, 31–49.

Recki, B. (2001). *Ästhetik der Sitten: Die Affinität von ästhetischem Gefühl und praktischer Vernunft bei Kant.* Frankfurt a.M.: Vittorio Klostermann.

Sanders, E.P. (1996). *Sohn Gottes: Eine historische Biographie Jesu.* Aus d. Engl. v. U. Enderwitz. Stuttgart: Klett-Cotta.

Seligman, M. (2012). *Flourish: Wie Menschen aufblühen. Die Positive Psychologie des gelingenden Lebens.* Aus d. Amerik. v. S. Schuhmacher. 3. Aufl. München: Kösel.

Tessman, L. (2005). *Burdened Virtues: Virtue Ethics for Liberatory Struggles.* New York: Oxford University Press.

Willberg, H.A. (2021). *Philosophie der Lebensbejahung: Die platonischen Kardinaltugenden als Grundstruktur seelisch gesunder und spiritueller Selbstverwirklichung.* Berlin: Peter Lang.

Die Kunst der inneren Unabhängigkeit

4.1 Gegenströmig leben (Gesund krank sein oder krank krank sein, das ist hier die Frage)

„Es ist so bequem, unmündig zu sein", stellt Kant in seiner programmatischen Schrift „Was ist Aufklärung?" fest (Kant 1981b, S. 53). Durch die Pforte der Einsamkeit zu gehen kostet Mühe: Besinnung auf das wirklich vernünftig Gerechte, sowie Disziplin und Mut. Der gesellschaftliche Mainstream lässt sich treiben. Zu sich kommen und bei sich bleiben, um die Würde zu wahren, ist gegenströmig.

Sich nicht wie alle Welt treiben zu lassen bedeutet Widerstand. Ich soll mich anpassen, aber nein: ich lasse mich nicht beugen – nicht aus Prinzip und Dickköpfigkeit, sondern um der Würde willen.

Gerhard Kölbel zitiert den christlichen Humanisten *Herbert Rüssel* (1897–1940), der als Unangepasster ins KZ Sachsenhausen gesperrt wurde, wo er im Alter von 43 Jahren starb. Er wurde verurteilt, weil er den Nazis widerstand und homosexuell war. „So paradox es klingt", schreibt Rüssel, „es sind immer große Einsame, welche wahre Gemeinschaft stiften und sie halten" Und warum? Weil die Einsamkeit solcher Menschen „Scham und Stolz vor dem Sichwegwerfen" ist (Kölbel 1960, S. 96).

Zur inneren Unabhängigkeit gelangen wir nur durch die Pforte der Einsamkeit. Das ist unbequem. Es ist bequemer, sich versklaven zu lassen und dafür seine Würde aufzugeben. Wenn wir aber innerlich unabhängig sind, dann sind wir auch frei zu echter Verantwortung in ungeteiltem Altruismus. Die Würde der andern gilt uns genauso viel wie die eigene und so wirken wir auch auf sie. Ob es wahrgenommen wird oder nicht: Wir dienen den andern, indem wir ihnen mit Respekt und Wertschätzung begegnen. Wir tasten ihre Freiheit nicht an, sondern fördern sie. Aber sie sind es uns auch wert, dass wir uns für sie interessieren und uns ihnen aufschließen. Sie sind uns genauso wichtig wie wir selbst. Einsam macht, dass dies sehr oft *nicht* wahrgenommen wird.

Vollständige Erfüllung findet unser Bindungsbedürfnis erst in dem Bewusstsein, von den andern *gebraucht* zu werden. Anders gesagt: Dass *wir* die andern brauchen, erfüllt sich erst darin ganz, von *ihnen* gebraucht zu werden. „Wer nicht von anderen gebraucht wird, spielt in einem gewissen Sinn keine Rolle", schreibt Svendsen (Svendsen 2016, S. 221). In der Tat: Nicht gebraucht zu werden heißt nicht wichtig zu sein. Nichts ist so bitter an der sozialen Isolation wie die nüchterne Erkenntnis, nicht gebraucht zu werden.

Das Gebrauchtwerden hebt die Einseitigkeit des Brauchens auf. Damit ist ein wesentlicher Faktor des Zusammenhangs von Vereinsamung und Armut angesprochen (Willberg 2023). Das Demütigende der Armut liegt in der Einseitigkeit des Brauchens: Du lässt dich herab zum Almosen, obwohl ich nicht deinesgleichen bin. Das heißt: Ich bin deiner eigentlich nicht würdig. Und ich bin dir Dank dafür schuldig, den ich dir vielleicht gar nicht oder jedenfalls nicht auf Augenhöhe erstatten kann. Erstes Gebot der sozialen Überwindung von Armut ist darum nicht die Erhöhung von Almosen, sondern die Leitlinie des Brauchens. Ihr Langzeitarbeitslosen, ihr Altgewordenen, ihr Außenseiter, ihr Gescheiterten – wir brauchen euch! Und das kann nicht meinen „Wir brauchen euch *auch*", sondern: „Wir brauchen euch *wirklich*".

Die gönnerhafte Einseitigkeit ist überhaupt das Problem des gesellschaftlichen Umgangs mit Gruppen, deren äußeres Profil vom Stigma der Schwäche gekennzeichnet ist. Ihnen wird vermittelt: Wir brauchen euch *nicht*, eigentlich seid ihr eine Last. Aber ihr braucht *uns*. Darum kümmern wir uns um euch und tun auch euch etwas Gutes. Zum Beispiel richten wir 65+ An-gebote ein, weil wir auch an die Senioren denken. Das Stigma der Schwäche separiert: Ihr seid 65+ und darum anders und bedürftiger als die andern und darum nicht ganz normal. Ihr gehört nur dazu, weil ihr *auch* dazugehören dürft. Der gegenströmige Weg dazu ist konsequente Inklusion. Sie kann nur authentisch sein, wenn ein ehrliches Gewollt- und Gebrauchtwerden das Stigma der Schwäche in den Hintergrund treten lässt oder auch völlig nivelliert. Ihr seid anders, aber anders sind alle Menschen. Ihr habt gruppenspezifische Schwächen, die nach ergänzender Hilfe verlangen – aber wer hat solche Schwächen nicht? Ob es nicht mehr noch um eure gruppenspezifischen Stärken geht? Wiederum: Wer hat die nicht? Um der Würde willen geht es vor allem darum.

Gebraucht zu werden heißt in seiner Eigenart mit den Fähigkeiten und Potenzialen, die eine Person mitbringt, anerkannt und gewollt zu sein, in der Rolle, die am besten passt. Kann eine Mutter ihrem Baby vermitteln, dass es gebraucht wird? Es wird nicht seiner Leistung wegen gebraucht, sondern seiner Würde willen, als einzigartiger Mensch. Wenn ich nach deiner Würde frage, dann frage ich selbstverständlich zugleich immer auch nach dem, was dich von den andern unterscheidet und darum einzigartig sein lässt. Ich interessiere mich für die Eigenart deines Wesens, deiner Gaben, deines Werdens und Gewordenseins, und ich möchte dir dienen, damit du in der Gemeinschaft mit mir und den andern darin glücklich bist. Das wird sich dann ereignen, wenn du alle sinnvolle Förderung und Anerkennung erhältst, um dein Potenzial so weit wie möglich zu entfalten und somit das Allerbeste aus dir zu machen.

Wer das „Sichwegwerfen" wählt, verzichtet darauf und lässt sich treiben. Er gibt sich nicht hin, sondern er gibt sich auf. Dadurch entzieht er aber auch seine Einzigartigkeit den andern. Auf den mutlosen Wegen des Verzweifelns nach Kierkegaard und Riemann gibt er sich auf, indem er entweder in der Gemeinschaft untergeht oder sich absondert, um aus der Not seiner Einsamkeit eine Tugend zu machen, und dadurch sonderlich wird, weil das, was er tut und lässt, den dienenden Bezug zur Gemeinschaft verliert; oder er definiert sich als Opfer und verbittert, um nur noch zu klagen und anzuklagen.

Wenn ich mich aber nicht treiben lasse, dann ist mir jeder Schritt durch die Pforte der Einsamkeit ein neuer und weiterer Schritt zu mir selbst, so wie ich von den andern am besten gebraucht werden kann und will. Ich stehe zu mir und meinen Kompetenzen. Ich bleibe auf der Spur meiner Berufung, auch wenn das niemand interessiert. Das bedeutet, mit Kant gesprochen, „des Glückes würdig" zu sein. Das Glück ist das Gebrauchtwerden. Würdig für das Gebrauchtwerden bin ich, wenn ich mich *nicht* wegwerfe, sondern meine Gaben pflege, damit sie gebraucht werden *können*. Unwürdig mache ich mich selbst, wenn ich stattdessen mein gutes Potenzial verderben lasse; das geschieht, wenn ich mich treiben lasse. Sich treiben zu lassen folgt einer Entscheidung gegen das Leben.

Der israelische Medizinsoziologe *Aaron Antonowsky* (1923–1994) hat mit seiner Forschung ein neues medizinisches Paradigma etabliert: Die so genannte *Salutogenese* als Gegenstück zur bislang völlig dominierenden *Pathogenese*. „Salutogenese" heißt „Entstehung von Gesundheit", „Pathogenese" heißt „Entstehung von Krankheit". Unser Gesundheitswesen war und ist zu großen Teilen noch immer eigentlich ein Krankheitswesen, weil die Fokussierung auf das Kranke so einseitig kultiviert wurde und wird. Die Förderung der Gesundheit kam zugunsten der Behandlung von Krankheiten viel zu kurz, obwohl man eigentlich davon ausgehen kann, dass sie nicht nur der beste Weg ist, um Krankheiten vorzubeugen, sondern auch um sie zu heilen. Antonovskys Modell ist seit den 1980er-Jahren ein Basiselement der Gesundheitspsychologie geworden (Becker 1982; Dlugosch 1994; Nowak et al. 2022) und es hat zur Veränderung des Verständnisses von Gesundheit und Krankheit in der WHO beigetragen (Hornung und Gutscher 1994).

Zum 75. Jubiläum des Staates Israel hat Ursula von der Leyen im Namen der EU das Aufblühen der Wüste durch die Kultivierungsarbeit der Israelis gepriesen. Sie erntete dafür heftigen Protest von palästinensischer Seite. Wollte sie etwa behaupten, dass da vorher nichts geblüht hatte? Van der Leyen wies die Kritik zurück: Das hat sie so weder gesagt noch gemeint. Fest steht aber auch, dass die ansässigen Nationen dort das Daseinsrecht Israels als Staat in dieser seiner alten Heimat nicht anerkannten und das Wiederaufblühen des Judentums als Nation gleich im Keim ersticken wollten. Israel hat sich gewehrt, standgehalten und durchgesetzt, und das hat seinem Aufblühen den besondern Charakter verliehen: Israels Flourishing trotz seiner chronischen Ablehnung in aller Welt, trotz Holocaust sogar, trotz Verweigerung seines Existenzrechts in friedlichem Zusammenleben mit den Palästinensern. So können auch Einzelpersönlichkeiten mit außergewöhnlicher Stärke und Nachhaltigkeit aufblühen, wenn sie den widrigen Umständen, denen sie ausgeliefert sind, erfolgreich trotzen. Das Flourishing des Staates Israel nach dem Holocaust ist im Wesentlichen Resultat des Flourishings vieler, unter denen einige als leuchtende Vorbilder herausragen. Antonovsky stellte fest, dass fast ein Drittel der Juden in Israel, die den Holocaust überlebt hatten, eine stabile seelische Gesundheit aufwiesen (Antonovsky 1998). Wie konnte das sein, bei den extremen Traumatisierungen, denen sie alle ausgesetzt waren? Das wollte er jetzt herausfinden und daraus entstand sein Salutogenesemodell.

Auf Martin Bubers Grabstein steht ein Vers aus Psalm 73: „Dennoch bleibe ich stets an dir, denn du hältst mich bei meiner rechten Hand." Es ist das Dennoch der entschlossenen dankbaren Lebensbejahung, selbst wenn mir „Leib und Seele verschmachtet", wie es im nächsten Vers des Psalms heißt …

Gesundheit betrachtet man der offiziellen WHO-Definition von 1946 gemäß als „einen Zustand vollständigen [im Original: complete] physischen, mentalen und sozialen Wohlbefindens" (WHO 2023). Es hat sich ein gesundheitswissenschaftlicher Konsens herausgebildet, dass diese Definition eigentlich utopisch und unvollständig ist. Vorzug gebührt Modellen, die den Gesundheitsbegriff in das „Gesundheits-Krankheits-Kontinuum" einbetten (Franzkowiak 2022; Juchli 1983). Abb. 4.1 zeigt die Stationen des Kontinuums. Das Ideal der WHO-Definition beschränkt sich auf die beiden Zustände links, wenn sozusagen „alles im grünen Bereich" oder jedenfalls auf dem Weg dorthin ist. Der Zustand „gesund sein" ähnelt dem Innehalten auf dem höchsten Punkt einer Achterbahn. Wir streben nach diesem Zustand und wir können alles erdenklich Vernünftige dafür tun, um ihn zu stabilisieren und auszudehnen, aber festhalten können wir ihn nicht. Wir werden krank, sind krank und erholen uns wieder, doch irgendwann kehren wir nicht mehr in das beschwerdefreie Wohlbefinden zurück. In all dem spielt sich unser Leben in einem unaufhaltsamen Gefälle hin zum Sterben ab.

In Abb. 4.2 ist dem ein Gesundheitsmodell gegenübergestellt, das sich auf alle Phasen des Gesundheits-Krankheits-Kontinuums erstreckt, indem es das Dennoch, auch wenn mir „Leib und Seele verschmachet", einbezieht. Es handelt sich dem Schwerpunkt nach darum, gesund *umzugehen* mit dem Krankwerden, dem Kranksein, dem Krankbleiben – und nicht zuletzt auch mit dem Sterben. Aus dieser Perspektive lässt sich sagen, dass es *gesunde Kranke* und *kranke Kranke* gibt, aber genauso auch kranke Gesunde, wie zum Beispiel Gesundheitssüchtige, die den Status des Wohl*befindens* als Wohl*gefühl* interpretieren und den Anspruch

Abb. 4.1 Das Gesundheitsmodell der WHO im Gesundheits-Krankheits-Kontinuum

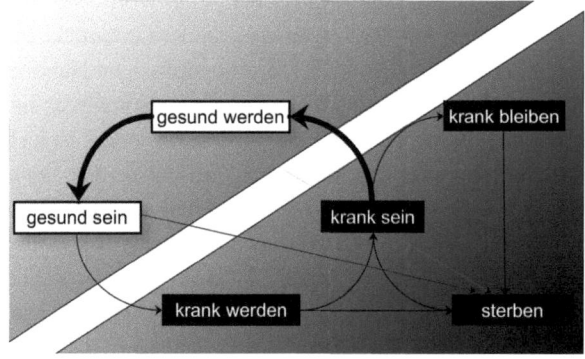

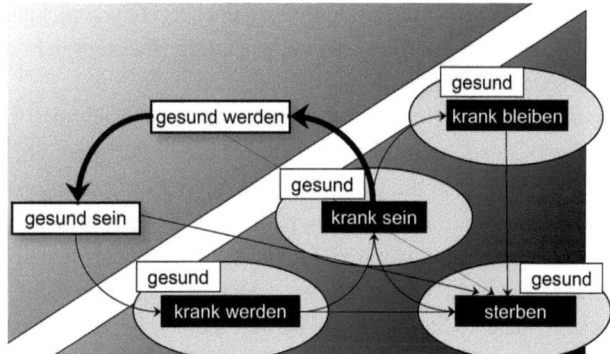

Abb. 4.2 Das erweiterte Gesundheitsmodell unter Einbezug des Dennoch-Faktors

an das Leben stellen, dass sich das Wohlgefühl auf keinen Fall ändern darf, und die darum *nicht* damit umgehen können, wenn das Leben ihnen Phasen zumutet, in denen vieles nicht aufblüht und vieles dorrt und verwelkt.

Die Gesundheitsdefinition auf den Aspekt des gesunden Umgangs mit Krankheit und anderen Leidenserfahrungen auszudehnen beinhaltet, dass sich die Krankheitsdefinition nicht klar davon abgrenzen lässt. Es ist eben ein Kontiuum mit fließenden Übergängen (Franke 1997; Lamprecht und Sack 1997) und der Möglichkeit zu unterschiedlichen Gewichtungen. Man muss sich darum auch als medizinisch betrachtet objektiv kranker Mensch nicht unbedingt subjektiv als krank betrachten, und nicht selten ist das sogar wesentlich für Heilung und Aufrechterhaltung der Gesundheit. Wahrscheinlich entsteht sehr viel Krankes dadurch, dass Menschen Krankheitsdiagnosen mit dem Verlust ihrer Fähigkeit zu gesundem Verhalten gleichsetzen. Es kommt darauf an, was wir fokussieren. Hauptsache dabei ist, dass wir realistisch bleiben. Heilung und Gesundheitsförderung heißt aus diesem Blickwinkel gar nicht so sehr, „weg von der Krankheit" zu kommen, als vielmehr „hin zu gesunden Zielen" im Kontext von Krankheit und Leid (Franke 1997).

Neuropsychologisch ist erwiesen, dass Flourishing nur dann zustande kommen kann, wenn die Motivation mehr von *Annäherungszielen* als von *Vermeidungszielen* bestimmt ist (Grawe 2004; Grosse Holtforth und Grawe 2002). Die Ausrichtung auf Annäherungziele stimmt uns optimistisch: Das ist ein lohnendes Ziel, da will ich hin. Mit dem Selbstvertrauen, das Ziel auch erreichen zu *können*, empfinden wir eine Art von Freude; die Ausrichtung auf Vermeidungziele hingegen stimmt uns pessimistisch und das Gefühl dabei ist Angst (Willberg 2019). Den Umstieg vom Vermeidungsziel zum Annäherungsziel meinen wir, wenn wir sagen, dass Krisen Chancen sind. Kennzeichen einer Krise ist der Verlust eines als sinnvoll und darum erfreulich wahrgenommenen Wegs, auf dem wir zu gehen gewohnt waren. Vergleichsweise kleine Krisen bestehen aus vorübergehenden Irritationen, die damit enden, dass wir wieder auf denselben Weg zurückfinden. Ich meinte, einen leidvollen definitiven Verlust zu erfahren, aber nun ist wieder alles gut. Im Zentrum schwerer Krisen stehen aber wirkliche schwere Verluste: Ein vertrauter Weg führt *nicht* mehr weiter, wir brauchen einen neuen (Hüther 2002). Das gelingt nur, wenn wir nicht mehr primär Schutz vor der Verlusterfahrung suchen und darauf fixiert sind, sie doch noch irgendwie rückgängig zu machen oder zu kompensieren, sondern den Mut gewinnen, neue Annäherungsziele zu entdecken und anzustreben, die uns neue Bedürfniserfüllung versprechen.

Antonovsky ging es mit seinem Salutogenesemodell um mehr als die Alternative zur vorherrschenden einseitigen Pathogenese in der Medizin. Er stellte nämlich fest, dass die Pathogenese, also die Beschäftigung mit der Entstehung von Krankheiten, von einer irrigen Grundannahme ausging. Das pathogene System gründet auf der Voraussetzung, schreibt Antonovsky, „daß, wenn nicht eine bestimmte Kombination bestimmter Umstände auftritt, Menschen nicht krank werden." Das stimmt aber nicht. Stattdessen muss man voraussetzen, dass „Ungleichgewicht und Leid inhärente Bestandteile menschlicher Existenz sind, ebenso wie der Tod." Mit anderen Worten: Der „grüne Bereich" ist weniger normal als der andere (Lamprecht und Sack 1997). „Wir alle", fährt Antonovsky fort, „sind vom Moment unserer Empfängnis bis zu dem Zeitpunkt, an dem wir die Kante des Wasserfalls passieren, in diesem Fluß" (Antonovsky 1993, S. 6 f.).

Das liest sich gar nicht so positiv, wie man angesichts der Begriffe „Salutogenese" und „Positive Psychologie" denken möchte, aber es lässt sich nicht leugnen. „Der salutogenetische Ansatz betrachtet den Kampf in Richtung Gesundheit als permanent und nie ganz erfolgreich", grenzt Antonovsky nüchtern ein (ebd., S. 10), und dennoch: Die Salutogenese ist etwas Wunderbares, denn es geht dabei um das Rätsel, wie er es nennt, warum Menschen sich überhaupt „auf dem Kontinuum in Richtung des Pols ‚Gesundheit' bewegen" (ebd., S. 7), gegen die Strömung auf den Wasserfall zu.

Offenbar haben wir es da mit dem Wunder des Lebens selbst zu tun. Antonovsky verwendet für das unaufhaltsame Gefälle den physikalischen Begriff der *Entropie*. Das Gesetz der Entropie besagt, dass alles im Universum auf allmählichen Verfall ausgerichtet ist, mit dem Zielzustand des völligen Stillstands im so genannten universalen „Kältetod". Unter dieser Voraussetzung ist jedes Lebewesen, dessen Aufblühen sich in der Gegenrichtung vollzieht, „an sich beliebig unwahrscheinlich", wie der Physiker *Jean-Pierre Blaser* einmal formulierte (Blaser 1990, S. 13). Dementsprechend fand *Manfred Eigen* (1927–2019), der 1967 für die Erhellung wesentlicher Vorgänge der Entstehung von Leben den Nobelpreis bekam, es sei „überraschend", dass sich bereits die vororganischen Moleküle auf dem Weg dorthin so verhielten wie Wanderer, die nur bergauf gehen (Eigen 1990), also immer gegenströmig, mit Antonovskys Bild.

In der menschlichen Psyche findet sich das Wunder des Lebens in Gestalt der immer neuen, bewussten, freiwilligen Daseinsbejahung. Es ist ein Wunder, weil man sich darüber wundern muss. Es widerspricht nicht den Naturgesetzen, aber es handelt sich um eine sonderbare Naturgesetzlichkeit, so wie ja auch unser lebensvoller blauer Planet etwas ziemlich Besonderes im Weltall zu sein scheint.

Eine ganzheitliche Sichtweise von Gesundheit und Krankheit hat das schon immer so betrachtet. *Viktor von Weizsäcker* (1886–1957) zum Beispiel, Vordenker der psychosomatischen Medizin im 20. Jahrhundert, hielt bereits in den 1930er-Jahren fest: „Die Gesundheit eines Menschen ist eben nicht ein Kapital, das man aufzehren kann, sondern sie ist überhaupt nur dort vorhanden, wo sie in jedem Augenblick des Lebens erzeugt wird. Wird sie nicht erzeugt, dann ist der Mensch bereits krank" (zit. in Köhle et al. 1997, S. 82). Das weist wieder auf den engen Zusammenhang von Ethik und Gesundheit hin.

Es versteht sich von selbst, dass sich der Schwerpunkt der Gesundheitspflege je länger je mehr im Lauf des Lebens von links nach rechts verschiebt und darum auch die ideologische Fixierung auf die Abwesenheit von Beschwerden als Gesundheitsnorm je länger je mehr absurd wird. Dass dies aber Diagnostik und Therapie in der medizinischen Versorgung älter werdender Menschen vielfach anhaftet, zeigt sich in der „Übertherapierung" alter Menschen, insbesondere in Gestalt von Pharmaka-Verschreibungen. Stattdessen müsse für Senioren „ein Begriff von Gesundheit zugrunde gelegt werden, der in erster Linie darauf abhebt, trotz körperlicher Störungen ein erfülltes Leben führen zu können", forderte schon vor 30 Jahren der Gesundheitswissenschaftler *Gerd Glaeske* (1945–2022) (Glaeske 1993, S. 115), der Sinn und Unsinn der Medikationen wohl so kompetent und kritisch wie kaum ein zweiter reflektiert hat. „Ärzte müßten sich demzufolge verstärkt der psychosozialen Bedingtheit des Krankseins im Alter zuwenden und Lebenshelfer und Seelsorger, nicht aber Diagnostik- und Therapietechniker sein." Tun die Ärzte das mittlerweile?

Antonovskys salutogenetisches Basismodell ist der „Sense of Coherence" (SOC). Der SOC (Abb. 4.3) besteht aus drei Komponenten: „Comprehensibility, Manageability und Meaningfulness" (Lamprecht und Sack 1997); zu Deutsch: „Verstehbarkeit, Handhabbarkeit, Bedeutsamkeit" (Antonovsky 1997). Alle drei Komponenten sind zukunftsbezogen und darum Ausprägungen des Vertrauens und der Hoffnung: Ich vertraue und hoffe, dass sich diese möglicherweise äußerst schwierige Lage erklären lässt; ich vertraue und hoffe, dass es einen Weg für mich gibt, damit zurechtzukommen, und ich vertraue und hoffe, dass ich Sinn darin finden werde.

Abb. 4.3 Das salutogenetische Basismodell nach Antonovsky

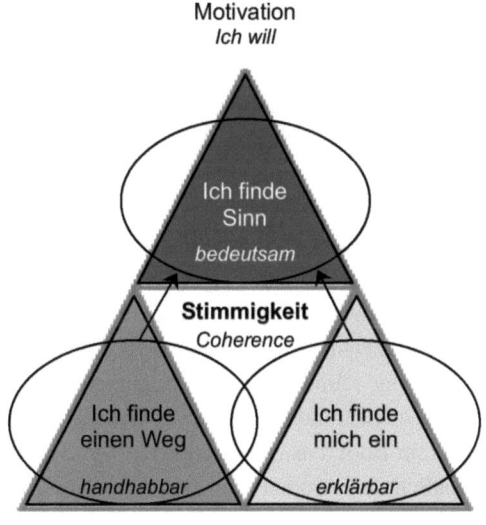

Auf die Verstehbarkeit kommt es an, weil ich mich damit orientieren und positionieren kann. Zum Beispiel war es für Juden im NS-Staat sehr wichtig, sich nicht selbst abzuwerten, weil sie abgewertet wurden, sondern das perfide Lügen- und Hasssystem als solches klar zu durchschauen. Nur so konnten sie ihre Würde wahren. Verstehbarkeit stärkt gegen den Eindruck der chaotischen Unbeherrschbarkeit und gegen die Angst und den Selbstzweifel. Sie erlaubt mir Selbstgewissheit. Ich weiß, auf welcher Seite ich stehe, ich weiß, was mit mir gemacht wird, ich weiß gut genug zu unterscheiden zwischen Recht und Unrecht, Wahrheit und Lüge, und ich kann mich besser auf den Zustand einstellen.

Verstehbarkeit ist somit auch eine Voraussetzung der Handhabbarkeit, weil das Vertrauen darauf in schweren Lebenslagen im Gegensatz zu Selbstunsicherheit und Selbstzweifel steht. Es ist wesentlich Selbstvertrauen, aber das Selbstvertrauen schöpft seine Kraft vor allem aus den Beziehungsressourcen. Antonovsky hat darum den SOC in enge Verbindung mit Banduras Selbstwirksamkeitstheorie gebracht (Antonovsky 1997). Handhabbarkeit heißt, sich selbst nicht in der Opferrolle aufzugeben (Antonovsky 1998), sondern für sich selbst und andere verantwortlich zu bleiben, um den gegebenen Spielraum zu konstruktiven Entscheidungen zu nutzen, sei er auch noch so eng.

Die Bedeutsamkeit ist Herzenssache. „Diejenigen, die nach unserer Einteilung ein starkes SOC hatten", berichtet Antonovsky, „sprachen immer von Lebensbereichen, die ihnen wichtig waren, die ihnen sehr am Herzen lagen, die in ihren Augen ‚Sinn machten' – und zwar in der emotionalen, nicht nur der kognitiven Bedeutung des Terminus" (Antonovsky 1997, S. 35). Es geht also dabei um mich persönlich ganz: um das, was für mich wesentlich Wert hat. Es geht um meine Würde und meine höchsten Güter. In dem, was wesentlich für mich Wert hat, liegt die stärkste Motivationskraft (Antonovsky 1998). Weil ich Sinn finden werde, wird es sich lohnen, die Herausforderung anzunehmen. Sinnfindung ist mehr als Erklärung der Zusammenhänge. Sie ist das tiefere Verstehen, was die durchschauten Zusammenhänge für mich persönlich bedeuten.

Antonovsky erkannte: So wie die Komponente „Handhabbarkeit" mit Banduras Selbstwirksamkeitskonzept korrespondiert, steht die Komponente „Bedeutsamkeit" für *Viktor Frankls* (1905–1997) Konzeption seiner sinnzentrierten „Logotherapie" (von Logos = Sinn). Ebenso wird man sagen dürfen: Der starke SOC Frankls ermöglichte es ihm, im KZ die Hoffnung nicht aufzugeben, und erhielt ihm die Lebenskraft, die ihn auch wirklich durchhalten ließ (Frankl 1986).

Antonovsky hat zwischen einem starken und einem rigiden Sense of Coherence unterschieden. Der rigide SOC übertreibt den Bedeutungsfaktor. Dadurch wird auch der Verstehensfaktor rigide, weil die Erklärungen keine Fragen und Veränderungen mehr offen lassen. Er hat das besonders bei streng Religiösen wahrgenommen. Der starke SOC hingegen kann die Verpflichtung „fundamentalen Prinzipien und festen Regeln" gegenüber damit verbinden, dennoch „autonom und flexibel" zu sein (Antonovsky 1998, S. 56.). Der starke SOC ist also wie ein Boot, das einen schweren Kiel hat, der auch bei Wellengang stabilen Tiefgang ermöglich, um gerade Kurs zu halten, dabei aber die Steuerungsfähigkeit nicht beeinträchtigt. Dazu passt Antonovskys Befund, wonach der SOC bei Menschen mit suchtartigen Abhängigkeiten auffallend schwach entwickelt ist. „Abhängigkeit bildet offenbar geradezu einen Gegenpol zum Vertrauen, daß das eigene Leben lebbar und lebenswert ist", folgert Antonovsky (ebd., S. 53). Auf der anderen Seite heißt das: Ein starker SOC wird sich ausbilden, wenn sich ein Mensch in der Kunst der inneren Unabhängigkeit übt.

Damit aus der Orientierung durch Verstehen und aus der Handhabbarkeit, schöner gesagt: der Befähigung, tatsächlich ein Weg wird, den ich beharrlich gehe und für den ich, wenn er durch ein finsteres Tal führt, auch sehr viel Mut und Geduld brauche, kommt es vor allem auf die Bedeutsamkeit des Weitergehens für mich an (Haken und Schiepek 2006).

Fallbeispiel: Sie geht gesund mit ihrer Krankheit um
Frau D. ist eine hochbegabte IT-Expertin. Sie hätte gut und gern auch Informatik-Professorin werden können, sagt sie selbstbewusst, aber das Schicksal ließ es nicht dazu kommen. Der psychischen Erkrankung ihres Vaters wegen herrschte in ihrer Herkunftsfamilie ein Klima von Angst und Streit. Sie zog sich zurück und konzentrierte sich schon früh auf die Kunst des Programmierens. In der Schule war sie ihrer Hochbegabung und Schüchternheit wegen Außenseiterin, ihre Leistungen waren mäßig und sie wurde Opfer des Sadismus der Mitschüler, die sie mobbten und sich an ihr vergingen. Die Summe der leidvollen Kindheitserfahrungen traumatisierte sie.

Wahrscheinlich hatte Frau D. eine Veranlagung zur Schizophrenie. Als das Fass der Traumatisierungen überlief, brach eine Psychose bei ihr aus. Im Zustand des Wahns wurde sie gewalttätig und hätte fast eine Person getötet, die ihr eigentlich sehr viel bedeutete. Die psychiatrische Behandlung half ihr. Sie erkannte ihre Krankheit, lernte sie zu verstehen und damit zu leben. Gewissenhaft hielt sie sich an die Medikation.

Im Informatikstudium blühte sie auf und ihre Leistungen waren gut. Aber in Stresssituationen wurden immer wieder psychotische Ideen übermächtig, worauf neue Behandlungsphasen folgten. Sie konnte das Studium abschließen und wurde eine gute ITlerin. Aber sie hatte nun dieses gesundheitliche Handicap und musste damit leben. Die Karriere, von der sie geträumt hatte, blieb ihr verschlossen.

Trotz ihrer Schüchternheit und der leidenschaftlichen Konzentration auf das Programmieren war ihr Beziehungsbedürfnis besonders ausgeprägt. Aber die charakterliche Mischung in Verbindung mit ihrer psychotischen Erkrankung machten es ihr schwer, enge und dauerhafte Beziehungen zu knüpfen und in einer Gruppe zu erleben, wie sich das spärliche Grundvertrauen der Kindheit erneuerte und vergrößerte. Sie hätte gern geheiratet und eine eigene Familie gegründet, aber sie fand keinen Lebenspartner. Sie schloss sich einem Bibelkreis in ihrer Kirchengemeinde an und übernahm dort auch Verantwortung, aber es wurden keine tragfähigen Freundschaften daraus. Sie verheimlichte ihr gesundheitliches Handicap nicht, aber die andern wussten nicht gut damit umzugehen. Wenn wieder psychotische Gedanken auftraten und sie davon redete, begegnete ihr eher Unverständnis als Zuspruch.

Aber Frau D. lernte zu verstehen, was sie brauchte, um zurechtzukommen, und gönnte es sich. Proaktiv pflegte sie die Beziehung zu den wenigen Menschen, die verlässlich zu ihr standen. Eine wichtige Rolle spielten dabei ihre Therapeutin und eine Seelsorgerin, die ihr über die Jahre hinweg immer als Begleiterin zur Verfügung stand. Frau D. suchte das Gespräch mit ihr nicht nur, wenn wieder psychotische Gedanken aufkamen, sondern auch in alltäglichen Stressphasen, um sich zu sortieren und ihr Selbstvertrauen zu stärken.

Nach ihrer ersten Psychose musste sich Frau D. im Abstand weniger Jahre immer wieder einmal einer stationären Behandlung unterziehen. Aber die Abstände wurden größer. Wenn sich die Psychose wieder meldete, merkte sie es rechtzeitig und ließ sich helfen. Wenn sie einmal allzu große Mühe hatte, Wahn und Realität zu unterscheiden, ging sie zur Notaufnahme der Psychiatrischen Klinik in ihrer Stadt. Aber das kam immer seltener vor, weil sie immer besser mit dem Problem zurechtkam.

Frau D. blieb Single und litt unter sozialer Isolation. Aber sie verlor sich nicht darin. Sie akzeptierte sich mitsamt dem Handicap und ging freundlich sorgend mit sich um. Sie achtete darauf, dass ihr die Arbeit Freude machte und beschäftigte sich in der Freizeit mit Dingen, die ihr gut taten. Besonders viel gab ihr der Sport.

Frau D. weiß, dass ihr Kindheitstrauma bleibende Schäden in ihrer Seele hinterlassen hat und dass sie die Psychose nicht von sich abstreifen kann. Sie haftet ihr an und behindert sie. Frau D. braucht die regelmäßigen Termine beim Psychiater und kann auf die Medikamente nicht verzichten. Aber sie kommt zurecht mit der Herausforderung, freut sich des Lebens und macht das Beste daraus. So sehen gesunde Kranke aus.

4.2 In Fluss kommen (Freude finden oder nicht, das ist hier die Frage)

Mit dem Bild vom Fluss, der auf den finalen Wasserfall zuströmt, argumentiert Antonovsky durchaus existenzialistisch, nicht aber radikal existenzialistisch. Obwohl alles Leben auf die Abbruchkante des Sterbens zuläuft, findet es in der zeitweisen Gegenbewegung zwischen Geburt und Tod Sinn. Es gibt keine sinnvolle Alternative zur Lebensbejahung für die Lebewesen; sie sind um des Lebens willen da und darum finden sie Bestimmung und Erfüllung darin, das Leben leidenschaftlich zu lieben.

Wenn wir uns treiben lassen, ist das Resignation dem Strom der Vergänglichkeit gegenüber. Wenn wir konsequent und diszipliniert das Leben immer so bejahen, wie es jetzt gerade ist, sind wir gegen den Strom unterwegs und können sogar das Naturwunder dabei erleben, uns in einer Gegenströmung wiederzufinden. Das mühsame Rudern gegen den Strom wird seltsam leicht und Freude kommt auf. Die Tätigkeit, der wir uns gerade widmen, kommt in Fluss. Das Phänomen ist gut untersucht worden; der Verhaltensforscher *Mihalyi Csikszentmihalyi* (1934–2021) hat ihm den Namen *Flow* gegeben (Csikszentmihalyi 2001; Csikszentmihalyi und Csikszentmihalyi 1995).

Flow ist, hat Csikszentmihalyi festgestellt, „autotelisch", was bedeutet: Das Ziel (telos) liegt in der Erfahrung selbst (autos). Flow ist darum nicht unmittelbar abhängig von einer positiven Gemeinschaftserfahrung. Er kann sogar von Menschen, die sich in extremen Lagen der sozialen Isolation befinden, wie zum Beispiel unter sehr schweren Bedingungen in Gefangenschaft, durch disziplinierte Aufmerksamkeitslenkung auf gegenwärtig sinnvoll erscheinende Tätigkeiten innerhalb des stark beschränkten Handlungsspielraums erreicht werden und sie dadurch am Leben erhalten (Logan 1995). Erst recht kann er in der Abgeschiedenheit einer Klausur erlebt werden, die es einer Person ermöglicht, sich ungestört auf einen bestimmten Gegenstand ihres Interesses zu konzentrieren.

Wenn wir an die schöne Einsamkeit des Alleinseins in der Natur denken, wie im romantischen Bild des Klausners, dann konzentriert es sich darin, dass dieser Mensch sich ganz ungestört einer Angelegenheit widmen kann, auf die sich sein ganzes Interesse richtet. Die schöne, stille Einsamkeit in der Natur ist vor allem *kreative* Einsamkeit. Dieser Mensch läuft nicht vor den andern davon, um sich zu zerstreuen, sondern geht in sich und kommt zu sich, um sich zu sammeln, und er sammelt sich wie einer, der den Bogen spannt, um treffsicher sinnvoll zu handeln (Maduschka 1978).

Selbst wenn ich mich einsam fühle, weil ich soziale Isolation erleide, tritt in der Sammlung der traurige Schmerz der Einsamkeit in den Hintergrund und gibt dem Interesse Raum. Nicht selten ist die Hinwendung zum intensiven kreativen Interesse eine subjektiv sinngebende Antwort auf auf die schmerzliche Realität des Isoliertseins; viele große schöpferische Leistungen sind daraus hervorgegangen (Kölbel 1960; Kim et al. 2012; Storr 1990; Suedfeld 1982).

Aus dem Entschluss, sich vom Gegenstand des Interesses nicht ablenken zu lassen, entsteht die gegenwärtige Freude daran: ich komme in den Flow. Die Last der Einsamkeit hat sich zur Lust des Alleinseins gewandelt. Voraussetzung dafür ist, dass ich wieder neu die Pforte der Einsamkeit annehme und durchschreite. Man hat das die „Einsamkeitsfähigkeit" genannt (Schouwink 2019). Mit der Schrift hat die Kulturentwicklung den Isolierten eine ein besonders heilkräftiges Mittel zur Einsamkeitsbewältigung geschenkt. Das Alleinsein mit Schreiben und Lesen auszugestalten kann Sammlung und Kreativität enorm begünstigen (Assmann und Assmann 2000).

Gleich ob in der schönen Einsamkeit der Natur, unbehelligt im Arbeitszimmer oder auch unter Menschen und gemeinsam mit andern: Das Autotelische des Flowerlebnisses bedeutet immer, jetzt gerade ganz bei sich zu sein, damit aber auch ganz bei Sinnen, weswegen diese Art der Einsamkeitsfähigkeit zugleich auch Resonanzfähigkeit ist: Ich bin gesammelt still und darum kann ich hören und sehen und resonante Antwort geben. Auch die besonders beglückende Erfahrung des gemeinsamen Flowerlebnisses, etwa beim Musizieren, ist autotelisch. Indem alle ganz bei sich sind und dadurch ganz bei dieser Musik, sind auch alle ganz aufmerksam beieinander und gehen aufeinander ein.

Freude als Flow kann man also auch ganz für sich allein erleben. Allerdings ist die glückliche Gemeinschaftserfahrung eine wesentlich begünstigende Voraussetzung dafür und zugleich ein wesentliches krönendes Ziel. Die notwendige Rahmenbedingung der Flowerfahrung ist einmal mehr das *Vertrauen*.

Der intensivste Flow entsteht durch die gelingende Bewältigung anspruchsvoller Herausforderungen. Hierbei spielt die Angst grundsätzlich eine wichtige dienende Rolle, weil sie vor Leichtsinn bewahrt. Aber der Flow wird verhindert, wenn die Angst vorherrscht, und sobald der Flow in Fluss gekommen ist, tritt sie hinter die Bühne und verschwindet. Wenn aber nun weder Angst noch Übermut das Zugehen auf die Herausforderung dominiert, ist der Raum für das motivierende Gefühl des Vertrauens frei.

Bei einer autotelischen Handlung geht es vor allem um Selbstvertrauen, das aber wiederum auf vertrauensfördernde Rahmenbedingungen angewiesen ist. Das Kind wird selbstvergessen autotelisch im Sandkasten spielen, wenn es weiß, dass es jederzeit zur Mutter laufen kann, und es wird später auch bei schwierigen Hausaufgaben Flowerfahrungen machen können, wenn es genug vertrauensfördernden Zuspruch aus der Familie erhalten hat, um an die eigene Bewältigungskompetenz zu glauben. Analoges gilt für die Einzelperson in den leistungsorientierten Teams der Erwachsenenwelt. Eine stabile Basis des Vertrauens erleichtert das Zustandekommen von Flowerfahrungen ungemein. Diese wiederum fördern das positive Selbstbewusstsein, sodass eine Aufwärtsspirale der Selbstwirksamkeit entsteht (Maddux 2009; Wells 1995).

Flow ist autotelisch, aber nicht einfach so aus sich selbst heraus, sondern weil das Interesse einer Tätigkeit gilt, die mir entweder viel Wert *ist* oder durch mein Interesse viel Wert für mich *gewinnt*. Ich erlebe Sinn darin, weil ein starkes Bedürfnis Erfüllung findet. Weil authentische Bedürfniserfüllung grundsätzlich etwas Natürliches ist, das gut tut, wird man sagen dürfen, dass solche Tätigkeiten für sich genommen schön sind und niemand Schaden dadurch leidet. Das schließt nicht aus, dass die Rahmenverhältnisse der Tätigkeit hässlich und destruktiv sein können. Sie kann sich zur falschen Zeit und am falschen Ort ereignen sowie verwerflichen übergeordneten Zielen dienen. Ein egomanischer Forscher oder Künstler kann sehr viele authentische Flowerfahrungen machen und dabei Großartiges zustandebringen, und die kreativen Phasen seines Schaffens können, für sich genommen, ästhetisch hohen Wert und ethisch hohes Potenzial besitzen. Trotzdem kann er böse Zwecke damit verfolgen oder einem entsprechenden System angehören. Man wird aber kaum behaupten können, dass es sich um echte Flowerfahrungen handelt, wenn die Tätigkeit an sich ohne diese Qualität und dieses Potenzial bleibt. Man wird dann eher von zwiespältigen und fragwürdigen Berauschungen zu reden haben. Auch der sanfte Trance-Zustand des Flow hat etwas Rauschhaftes, aber was ihn auszeichnet ist nicht Rausch, sondern Nüchternheit. Ich bin ganz bei Sinnen und ganz bei der Sache. Ich kann mich optimal gut selbst beherrschen und lasse mich zu nichts hinreißen.

Allerdings ist nicht zu leugnen, dass sich auch Flowerfahrungen bei der Beschäftigung mit destruktiven Inhalten vorstellen lassen. Das Psychologie-Lexikon der *American Psychological Association* nennt zum Beispiel unter den den Tätigkeiten, bei denen Flow entstehen kann, „reading a good book" (*APA*). Aber was heißt hier „gut"? Das ist ganz abhängig vom Interesse der Person und darum kann es sich auch um ethisch höchst Bedenkliches handeln. Man muss darüber hinaus einräumen, dass Menschen womöglich Flowerfahrungen bei explizit zweifelhaften oder destruktiven Tätigkeiten erleben, wie zum Beispiel psychopathische Sadisten bei genüsslicher Anwendung systematischer Gewalt. Ist das dann eine krankhafte Zerrform des Flow oder so etwas wie echter Flow einer kranken Seele? Implizit ist in der positiv-psychologischen Literatur stets von Flow als Faktor des Flourishing die Rede, und das meint immer eine gesunde Persönlichkeitsentfaltung. Das müsste aber noch stärker betont und gegen ähnliche Phänomene abgegrenzt werden, die nicht gesundheitsförderlich oder ambivalent sind.

„Eine der größten Herausforderungen", sagte Mihalyi Csikszentmihalyi im Rückblick auf sein eigenes Leben, ist „herauszufinden, was einem wirklich Freude macht und einen zutiefst erfüllt. Das hat auch einen höheren Sinn, denn es bringt die Gesellschaft und die Menschheit als Ganzes weiter" (zit. in Schäfer 2005, S. 44). Das, was wirklich Freude macht und zutiefst erfüllt, ist seiner Überzeugung nach also prinzipiell Teil eines gesunden ethischen Wachstums der Gesellschaft; es kann nichts Böses sein.

Wie gesagt: Es geht um *Lebenskunst*. Erfolg im Üben der Lebenkunst definiert der Soziologe und Psychoanalytiker Rolf Haubl als das Gelingen, „psychophysische Gesundheit zu gewährleisten. Dieses Ziel erreicht sie, wenn ein Mensch sein Leben so führt, dass er bei sich bleibt, sich nicht verliert, zumindest nicht dauerhaft, sondern immer wieder zu sich findet" (Haubl 2009, S. 20).

4.2 In Fluss kommen

Flow als wesentliches Element des Flourishing im gesundheitspsychologischen Sinn ist vertiefte Daseinsbejahung. Wir erleben uns im Flow als interaktiver kreativer Teil eines sinnvollen Ganzen. Dieses Verhältnis ist von Vertrauen bestimmt. Das Vertrauen ist der Glaube, dass es dieses sinnvolle Ganze wirklich gibt, dessen sinnvoller Teil ich bin. Das Gefühl der Übereinstimmung meiner Tätigkeit mit dem sinnvollen Ganzen ist Freude.

Man findet in der Expertenliteratur unterschiedliche Aussagen zur Häufigkeit des Vorkommens von Flow. Zum Beispiel kann man lesen, dass viele Menschen beim Autofahren Flow erleben oder eben auch beim Lesen. Andere Autoren behaupten, dass Flow selten ist (Massimini und Carli 1995; Schmaus 2013). Es ist anzunehmen, dass die einen leichte Flowerfahrungen im Blick hatten (Heckhausen 1980) und die andern besonders intensive. Die Intensität des Flowerlebnisses hängt vom Verhältnis des Aufwands zum Erfolg ab. Insofern sind die stärksten Flowerfahrungen Grenzerfahrungen: Ich wende höchste Konzentration und höchstes Engagement für das Gelingen der Tätigkeit auf und komme dadurch in den Grenzbereich meiner Fähigkeit, aber die Tätigkeit übersteigt nicht meine Fähigkeit: Ich kann es schaffen und ich glaube auch aus gutem Grund, dass ich es schaffen werde – und tatsächlich: es gelingt! Die lexikalische Definition von Flow meint Letzteres (*APA*; *Dorsch*). Es handelt sich um Bedürfnisse, die „nicht in einfacher Weise schnell befriedigt werden" und darum Anstrengung und Geduld erfordern (Ohm 1997, S. 124). Das sind natürlich wesentlich seltenere Erfahrungen.

Den Flow-Forschern Massimini und Carli zufolge sind Flowerfahrungen auf ein Gleichgewicht zwischen dem Grad des jeweils Geforderten und „den persönlichen Fähigkeiten und Fertigkeiten" der Personen, die damit konfrontiert sind, zurückzuführen (Massimini und Carli 1995; Csikszentmihalyi 1995a). Es kommt darauf an, welches Anforderungsmaß auf welches Maß an Fähigkeit trifft (Abb. 4.4). Flow entsteht, wenn eine hohe Anforderung und eine hohe Fähigkeit zu ihrer Bewältigung zusammenkommen. Wenn die Anforderung zu hoch ist, wird auch der Stress zu hoch; Angst vor der Überforderung entsteht und Versagenserlebnisse frustrieren. Wenn umgekehrt die Anforderung im Vergleich zur Fähigkeit zu nied-

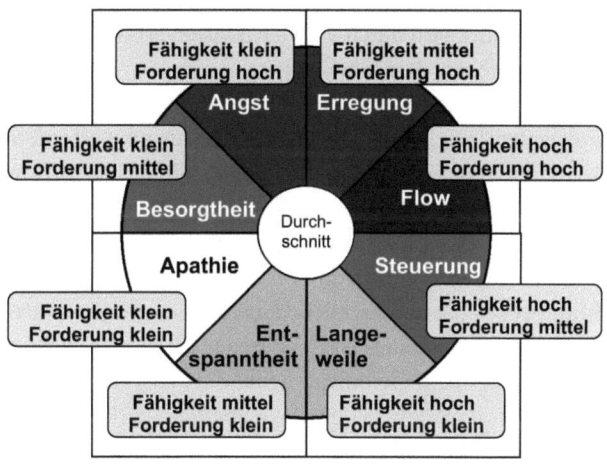

Abb. 4.4 Das Verhältnis von Anforderung und Fähgkeit

rig ist, beginnt das Gefälle hin zu Langeweile und Apathie. Langeweile ist als Missverhältnis von hoher Fähigkeit und geringer Anforderung definiert. Auf die Dauer ist das unbefriedigend, während geringere Fähigkeiten mit geringen Anforderungen ganz gut zusammenpassen und den Stress auf Abstand halten können.

Eng verwandt mit dem Modell des Flow ist das Modell der *intrinisischen Motivation* (Kanfer et al. 1996; Csikszentmihalyi 1995b). Intrinsisch motiviert zu sein bedeutet, selbstbstimmt und selbstvertrauend zu entscheiden und zu handeln (Deci und Ryan 1985). *Edward L. Deci* und *Richard M. Ryan*, die zeitgleich mit Csikszentmihalyis Flowforschung die Theorie der intrinisischen Motivation entwickelten, bringen den Zusammenhang mit Flow folgendermaßen zum Ausdruck: „Das Bedürfnis nach Kompetenz führt die Menschen dazu, Herausforderungen zu suchen und zu bewältigen, die optimal ihren Kapazitäten entsprechen, und der Erwerb von Kompetenz resultiert aus dem Umgang mit Reizen, die als herausfordernd erlebt werden" (ebd., S. 28). Vorraussetzung dafür sei die „optimale Herausforderung (challenge)": Ein Mensch sieht sich veranlasst, etwas sinnvoll Neues anzugehen und dabei seine Fähigkeiten zu erweitern. Intrinisch motivierte Menschen entwickeln das Gespür für Herausforderungen, „die weder zu leicht noch zu schwer sind" (ebd., S. 33). Wesentliche Voraussetzung der intrinisischen Motivation sind Freiheit und Vertrauen. Als die „Antithese" günstiger Bedingungen dafür und damit auch für den Flow bezeichnen sie „Druck und Verspanung" (ebd., S. 34). Die Emotion jeder Bedürfniserfüllung ist eine Art von Freude und das gilt für die Erfüllung des Bedürfnisses nach Kompetenz erst recht.

Man wird sagen dürfen, dass im „Bedürfnis nach Kompetenz" die vier seelischen Grundbedürfnisse zusammenfließen: Das Freiheitsbedürfnis findet Erfüllung, wenn ich ohne Einschränkung das tun kann, was ich wirklich gern tue. Das Kontrollbedürfnis findet Erfüllung, wenn mein Können darin sicher geworden ist. Durch selbstbestimmte Selbststeuerung schaffe ich mir außerdem eine sinnvolle Ordnung, die ich weitgehend auch selbst in der Hand habe (Massimini et al. 1995). Das Beziehungsbedürfnis wird durch die Anerkennung, Freude und Dankbarkeit der andern gestillt, die von meiner Kompetenz profitieren, und besonders auch von den Förderern, die mich ermutigen (Deci und Ryan 1985); das Selbstwertbedürfnis wird durch das Bewusstsein erfüllt, einen wertvollen Beitrag für das größere Ganze zu geben, dem ich angehöre.

Csikszentmihalyi konnte aufzeigen, dass Menschen auch in ihrer Freizeit am meisten Freude bei Tätigkeiten erleben, die Anstrengung erfordern und darum so etwas wie Arbeit sind. Der Grund ist einfach: Sie kommen öfter in den Flow (Csikszentmihalyi 1995b). *Daniel Goleman*, der durch seine Veröffentlichungen zu Emotionaler Intelligenz und Sozialkompetenz bekannt wurde, bezeichnete aufgrund solcher Befunde die Selbstvergessenheit des Flow als „das Gegenteil von Grübeln und Sorgen" (Goleman 2001, S. 120). Das beste Mittel gegen das schmerzliche Gefühl der sozialen Isolation ist also nicht oberflächliches Vergnügen, Betäubung und Zerstreuung, sondern dafür zu sorgen, dass Flowerfahrungen zustandekommen. Golemann nennt die Fähigkeit, sich auf Flowerfahrungen zu fokussieren, sogar „die höchste Form von emotionaler Intelligenz" (ebd.). Ihm zufolge kann man das geradezu mit der Lebenskunst gleichsetzen. Ja, es geht tatsächlich um die Kunst der inneren Unabhängigkeit.

4.3 Die Pforte zum blühenden Garten (Einsichten umsetzen oder nicht, das ist hier die Frage)

So wahr es ist, dass der Mensch durch und durch auf Beziehung angelegt ist, so wahr ist es auch, dass jede einzelne Person ein Individuum ist und nur in dem Maß beziehungsfähig sein kann, wie sie sich selbst und die andern als solches bejaht. Indidivuum ist lateinisch und heißt „das Unteilbare". Der einzelne Mensch ist ein unteilbares, in sich geschlossenes Ganzes und bleibt es auch. Er ist und bleibt in sich allein (Netting 2018). „Leben ist Einsamsein", dichtet darum Rilke: „Keiner kennt den Andern. Jeder ist allein" (zit. in Kölbel 1960, S. 208). Auch die Herkunft des Wortes „Einsamkeit" erinnert daran: Ursprünglich war „einsam" dasselbe wie „eins" – die in sich geschlossene Einheit (*DWD*).

Weil es so ist, dürfen wir die gegenseitige Ergänzung nicht falsch verstehen (Schultz 1978). Nur in Ausnahmefällen heißt Ergänzung, dass du für mich etwas übernimmst, das nicht auch zu mir als Individuum gehört, sondern dass wir uns gegenseitig dort stärken und aushelfen, wo unsere Schwächen sind. Eine Schwäche ist nicht ein Fehlendes, sondern ein wenig Entwickeltes, ein Verkümmertes oder ein vorübergehend Geschwächtes. Wenn ich dich dort ergänze, wo du deine Schwächen hast, dann richtet sich das in einer gesunden Beziehung darauf, deine eigene Fähigkeit nicht zu ersetzen, sondern zu stärken. Wir verhelfen uns gegenseitig zur Eigenständigkeit. Statt Abhängigkeiten zu schaffen, dienen wir einander, um voneinander und von anderen unabhängiger zu werden, vor allem innerlich, weil unsere Würde danach verlangt und wir darin unser größtes Glück finden.

Seine Individualität ist aber auch Grund der schmerzlichen Einsamkeit, die der Mensch von seiner Geburt an erfahren muss, denn alles Individuelle entfremdet zugleich vom andern Individuum. Du bist anders. Das ist einerseits ein reizvolles Geheimnis, andererseits aber auch eine Last. Eine innige Beziehung mit dir, die von tiefem gegenseitigem Verständnis geprägt ist, ergibt sich nicht von selbst und vollendet sich auch nie, wenn wir sie pflegen. Alles Verstehen und alle Gemeinschaft bleibt Fragment. Weil wir so ganz auf Beziehung angelegt sind, sehnen wir uns nach vollkommener Einheit und müssen doch erleben, dass wir ohne Entfremdungserfahrungen gar nicht zu uns selbst finden können und dass diese einsamen Wegstrecken durchaus nicht berechenbar sind, vertraute Beziehungen unerwartet schwer verletzen und uns sehr und nachhaltig kränken können. Reifung als der Weg zur inneren Unabhängigkeit geht nicht anders; wir suchen uns die Pforten der Einsamkeit und erst recht die finsteren Täler nicht aus, wir erfahren sie schicksalhaft.

Wer unter Einsamkeit leidet, der leidet seines Bindungsbedürfnisses wegen, oder einfacher gesagt, wenn auch missverständlich: um der Liebe willen (Wieland-Burston 1995; Svendsen 2016).

Jede neue Einsamkeitskrise ist zugleich die Chance, selbstständiger und unabhängiger zu werden, um freier und hingebungsvoller unsere Bestimmung zu verwirklichen, weil wir dadurch noch mehr zu uns finden (Kölbel 1960). Besonders deutlich wird das an den Einsamkeiten der frühen Kindheit und vor allem auch der Pubertät (Levend 1997), aber das sind nur die Blaupausen für analoge Prozesse in allen Lebensphasen. Es ist paradox: Einsamkeit verletzt und schwächt, aber Einsamkeit heilt und stärkt auch (Suedfeld 1982). Es kommt darauf an, ob wir die Chance in der Krise nutzen.

Das finstere Tal als Tal des Segens zu interpretieren, ist ein Gedanke, der sich vor allem in religiöser Literatur oft findet (Storr 1990). Nachvollziehbares Argument dafür ist der Wechsel von der Oberflächlichkeit zur Tiefe: Ein Mensch kommt zur Besinnung und findet dabei Sinn. Seine Prioritäten verändern sich. Er sammelt sich, statt sich zu zerstreuen. Er wird still. Er kommt vom Äußeren zum Inneren (Lotz 1972). Für die Selbstfindung ist das notwendig. Gerade dadurch findet der Mensch aber auch in die Gemeinschaft. „Einsamkeit und Gemeinschaft stehen in Wechselbeziehung", schreibt Wilhelm Bitter. Wenn jemand „die Einsamkeit im positiven Sinne durchsteht, öffnet sich ihm auch der Weg zum Mitmenschen, zum Du" (Bitter 1967, S. 13). Vereinsamung hingegen ist Vereinzelung, denn sie trennt vom Du.

Die bejahten Schritte durch die Einsamkeitspforten stärken die Beziehungsfähigkeit, weil die größere Unabhängigkeit in einer Freiheit zum Ausdruck kommt, die auch von den Mitmenschen angenehm empfunden wird. Es tut gut, Menschen zu begegnen, die im Frieden mit sich selbst sind und darum einen heiteren und zugleich unaufdringlichen Eindruck machen. Ihre Eigenständigkeit weckt Vertrauen, dass sie eine gesunde Distanz wahren (Kahl 2018), weil sie auch die Freiheit ihres Gegenübers achten. Sie wirken ausgeglichen und man fürchtet darum nicht, durch ihre unkontrollierten Emotionen belastet zu werden (Burns 1999). Kurz: Man ist eigentlich gern mit ihnen zusammen, auch wenn sie kein extroverviertes Temperament an den Tag legen.

Weil wir als Individuen immer für uns bleiben, müssen wir uns auch nicht darüber wundern, dass man sich unter Leuten mindestens so schmerzlich einsam fühlen kann wie ganz allein, und dass man sich ganz allein auch sehr wohlfühlen kann. Schon der Schriftsteller *Henry Thoreau* (1817–1862) gab in den Reflexionen der selbst gewählten Monate in seiner einsamen Waldhütte zu bedenken, dass „ein Überangebot an geselligem Verkehr" herrscht. „Wir begegnen einander in allzu kurzen Abständen, ohne Zeit gehabt zu haben, für den andern an Wert zu gewinnen" (Thoreau 2017, S. 135). Vor 150 Jahren! Aber damals schon hatte sich offenbar in der noch jungen Industriegesellschaft eine Oberflächlich des Miteinanders ausgebreitet, die mehr Einsamkeit als Gemeinsamkeit erzeugen konnte. Die allzu kurzen Abstände ohne Zeit, „für den andern an Wert zu gewinnen", kennzeichnen nun auch in ungleich höherem Maß die Kommunikationskultur des digitalen Zeitalters.

Das Kommuizieren ohne Zeit und Tiefe ist ein Hauptfaktor des Vereinsamungsproblems unserer Tage (Willberg 2023), wie auch für die ökologische Krise. Sehr viele Menschen haben das Bewusstsein der Verbundenheit mit der Natur verloren, deren Teil sie sind, und damit auch das Verantwortungsbewusstsein. Auch das beklagte schon Thoreau: „Die Menschen – nein, sie wissen die Natur nicht zu schätzen" (Thoreau 2017, S. 193). In der stillen Wahlheimat seiner Klause im Wald pflegte er sehr aufmerksam seine Beziehung zur natürlichen Umgebung, in der kaum je ein Mensch erschien. „Soll ich nicht im Einvernehmen leben mit der Erde, der ich entstamme?" (ebd., S. 137)

Heutige Forschungsbefunde belegen, dass die Aufgeschlossenheit dafür, mit der Lebendigkeit der Natur Kontakt aufzunehmen und zu pflegen, die Menschen friedlicher, respektvoller und empathischer macht (Spitzer 2019). Man kann auch einfach sagen: Sie

4.3 Die Pforte zum blühenden Garten

werden achtsamer. Das Alleinsein inmitten der Natur kann offenbar besonders dazu beitragen, dass sich die schmerzliche Einsamkeit zu Dankbarkeit und Kreativität wandelt (ebd., Schultz 1978). Das erschlossen zu haben war eine Errungenschaft der Romantik (Maduschka 1978), deren Kind ja auch Thoreau war. In der stillen Einsamkeit der Natur, schreibt Lotz, gewinnt der Mensch „zu den Werken der Natur selbst in ihrer unverstellten und unverkürzten Großartigkeit Zugang, und ein Dialog hebt an, in dem sowohl der Mensch die Natur als auch die Natur den Menschen aufschließt" (Lotz 1972, S. 95). „Es ist auffällig, daß die stille Natur gerade die Menschen anzieht, die in bedrückender Weise innerlich einsam sind", überlegt Kölbel, und erklärt er es sich so: „Die ungestörte Natur gewährt dem betrübten Herzen eine Einsamkeit, deren tröstliche Kraft verläßlicher als menschliche Hilfe ist" (Kölbel 1960, S. 125). Das ist eine gewagte Aussage, aber des Nachdenkens ist sie wert. Immer wieder berichten Menschen, dass sie etwa auf langen einsamen Pilgerwanderungen in einen tiefen Prozess der Selbstreflexion hineingefunden haben, in dem sich vieles klären konnte, sodass sie sehr verändert zurückkamen.

Das alles spricht dafür, selbst leidvolle soziale Isolation nicht als ungerechtes Schicksal über sich ergehen zu lassen, sondern sich dafür zu entscheiden, den Blickwinkel zu verändern, und die Situation als Herausforderung anzunehmen, um das Beste daraus zu machen, statt eine Opferhaltung einzunehmen. Den Blickwinkel ändern heißt, den Verhältnissen andere Aspekte abzugewinnen. Vorrang kann dabei haben, die guten Seiten des Alleinseins besonders in Betracht zu ziehen und dem schmerzlichen Einsamkeitsgefühl weniger Beachtung zu schenken.

Den Blickwechsel zu vollziehen kann man üben und lernen (Svendsen 2016). Aus einer sozialpsychologischen Untersuchung des Alleinseins ging 2015 hervor: Wer sich darauf einließ, sich mit dem Zustand anzufreunden, indem er sich dazu entschloss, die Zeit des Alleinseins dafür zu verwenden, wie ein guter Freund mit sich selbst umzugehen, kam am besten damit zurecht (Träger 2015). Wenn mir die Freunde fehlen, die mich animieren und mit denen ich etwas unternehmen kann, bin ich dadurch keineswegs zur Langeweile verdammt. Csikszentmihalyi wagte zu behaupten: „Es gibt nie eine gute Ausrede für das Empfinden von Langeweile" (Csikszentmihalyi 2001, S. 168). Zu klagen, hilfloses Opfer der Umstände zu sein, sei meistens „eine Ausflucht, weil man das eigene Leben nicht in die Hand nehmen will" (ebd., S. 23). In aller Regel kann man etwas tun für sein Glück, auch wenn die Umstände nicht gerade rosig sind und sich das auch so anfühlt. Die Weiche ist falsch gestellt, wenn ich meine Einsamkeit damit kompensiere, mich mit den visuellen und akustischen Betäubungsmitteln der Unterhaltungsmedien, Computerspielen, übermäßigem und ungesundem Essen sowie Alkohol und andern Drogen abzufüllen. So fliehe ich vor mir selbst, statt das Alleinsein endlich einmal dafür zu nutzen, zu mir zu kommen und bei mir zu sein. Eigentlich könnte sich das jeder klar machen, aber wie wenige tun es? Die meisten lassen sich treiben. Die Gesellschaft degeniert, und mittlerweile ist das eine globale Erscheinung.

Schon in den 1990er-Jahren sprachen Fachleute wie der Soziologieprofessor *Richard G. Mitchell* von einem pandemisch verbreiteten „dumpfen Desinteresse" der Menschen (Mitchell 1995, S. 76). Das ist seither noch viel schlimmer geworden. Darin liegt es, dass heutzutage macht- und geldgierige Lügner, Fanatiker und Verbrecher so leichtes Spiel wie noch nie haben, die noch übrigen Mechanismen der Demokratie als Karrieretreppe zu missbrauchen und danach die demokratische Ordnung in eine mafiöse Struktur zu verwandeln. Unglaublich viele Menschen leben allein oder allein mit ihrem Smartphone in Gemeinschaft, langweilen sich und vertreiben ihre Zeit mit dem, was am bequemsten wenigstens ein wenig Bewegung in ihr Leben bringt. Wer darum am meisten medialen Klamauk macht, wird am meisten beachtet und gemocht und, wenn er mag, am liebsten zum Regenten erkoren.

Diese Gesellschaft schäumt über von Spaß, aber unter dem Schaum ist keine Substanz. Vor lauter Spaß bleibt die Freude auf der Strecke. Jede echte Freude schöpft ihre Kraft aber aus der Tiefe. Solche Freude, schrieb Mitchell damals, ist „eine notwendige Bedingung für das Überleben der Gesellschaft" (ebd., S. 74). Ohne Freude gibt es keine seelische Gesundheit und ohne seelische Gesundheit gibt es keine Zukunft für uns Menschen. Überleben heißt: Sich positiv entwickeln, und das macht Freude (Massimini et al. 1995). Degeneration bedeutet Untergang und Untergang bedeutet für uns Menschen den Untergang der Humanität.

Echte Freude entsteht nur, wenn man eintaucht in die Tiefe. Das heißt konkret: Man verzichtet auf die Oberflächlichkeit, um endlich einmal ernst zu machen mit dem Leben. Man entschließt sich zur Ernsthaftigkeit. Das heißt: Ich nehme mir Zeit und Muße dafür, etwas so wichtig zu nehmen, wie es seiner Substanz nach tatsächlich ist. Etwas und *jemand*, nämlich meinen Mitmenschen und mich selbst, vor allem dann, wenn gerade keiner da ist (Schultz 1978).

Das Schöne am Flow ist die Freude. Intensiver Flow ist selten, weil er „eine anfängliche Investition an Aufmerksamkeit" benötigt, wie Csikszentmihalyi es ausdrückt (Csikszentmihalyi 2001, S. 91). Diese Investition ist das Interesse. Es ist unbequem, die Entscheidung zu treffen und ihr zu folgen, sich für etwas wirklich zu interessieren. Das kann zum Beispiel bedeuten, dass ich Smartphone, Tablet und Fernseher ausschalte und ein Buch zur Hand nehme, um wirklich darin einzutauchen und es richtiggehend zu lesen. Dem Entschluss folgt die Geduld, sonst kommt kein Flow auf. Ich mute mir die Selbstdisziplin zu, „ganz bei der Sache zu sein" (Schmaus 2013, S. 10) , auch wenn es erst einmal Mühe und noch nicht wirklich Freude macht. „Wenn Sie sich für etwas interessieren, sollten Sie sich darauf konzentrieren", schreibt Csikszentmihalyi, „und wenn Sie die Aufmerksamkeit auf irgend etwas richten, werden Sie es aller Wahrscheinlichkeit nach interessant finden" (ebd., S. 167). Dann erst kommt wirklich Freude auf.

Entscheidend für den Blickwechsel ist der Entschluss, sich selbst wenigstens zu akzeptieren und womöglich sogar sich selbst zu lieben. Nächstenliebe ist ohne Selbstliebe nicht zu haben und auch die Liebe der Nächsten zu mir wird nur nachhaltige Wurzeln fassen können, wenn ich genauso freundlich zu mir selbst bin wie sie zu mir. Das zentrale Problem des Vereinsamens ist zweifellos fehlende Selbstakzeptanz (Schultz 1978), und gerade deswegen muss sich niemand als Opfer des Schicksals beurteilen, zur Vereinsamung verdammt zu sein. Kölbel sagt es so:„Innere Vereinsamung ist selbst dann nicht zwangsläufig, wenn eindeutig die Außenwelt den Anlaß dazu liefert" (Kölbel 1960, S. 154).

Die Philosophin *Hanna Arendt* (1906–1975) erinnerte daran, dass der Mensch „die merkwürdige Fähigkeit" besitzt, „sich selbst Gesellschaft zu leisten" (Arendt 1999, S. 93). Das kann man als Segen oder Fluch verstehen, je nachdem, wie man über sich selbst denkt. Wenn

4.3 Die Pforte zum blühenden Garten

ich mich ablehne, halte ich es für einen Fluch, ständig mit mir selbst zusammen sein zu müssen. Der existenzialistische jüdische Philosoph *Emmanuel Lévinas* (1906–1995) fand zum Beispiel, der Mensch als „ein freies Wesen" sei „schon nicht mehr frei, weil es für sich selbst verantwortlich ist" (Lévinas 1984, S. 30). Soll das heißen, dass meine Freiheit durch meine Verantwortung eingeschränkt wird? So kann ich nur denken, wenn mir die Person, der ich mich verantwortlich verpflichtet weiß, eine Last ist. Die Beziehung, die ich zu mir selbst habe, sei „die Beziehung mit einem an mich angeketteten Doppelgänger", behauptet Lévinas tatsächlich, „mit einem schwerfälligen, lastenden, stupiden Doppelgänger" (ebd., S. 30); „ich bin durch mich selbst blockiert" (ebd., S. 31). Ich bin einsam an mich selbst gekettet und kann mir nicht entkommen, bis der Tod mich von mir selbst erlöst.

Das ist ein radikaler Existenzialismus, der sich allerdings schon im Dualismus der antiken Philosophie findet, wonach die leibliche Existenz ein Gefängnis für die geistige Seele ist. Es ist ja richtig: „Wir nehmen unsere Ketten mit uns", wie der Humanist *Michel de Montaigne* (1533–1592) in seinem Essay über Einsamkeit schrieb, auch wenn wir uns den höchsten Gütern verpflicht wissen, Würde und Vernunft. „Das ist keine völlige Freiheit" (Montaigne 1588, S. 150). Nur haben schon die alten Philosophen, allen voran Platon, die angebliche Gefangenschaft durchaus nicht als ausweglose Einsamkeit betrachtet, sondern keinen Zweifel daran gelassen, dass der Mensch mit der Vernunft als seinem geistigen Vermögen die einengenden Verhältnisse der leiblichen Existenz so einrichten kann, dass ein wahrhaftiges, gutes und schönes Leben daraus werden kann. Es ist eine Frage der richtigen Mischung, sagt Platon im Dialog „Philebos" (Platon 1990). In Feindschaft zum Leib mit seinem großen Einfluss auf die Seele kann das Leben nicht gelingen, aber es kommt darauf an, dass die Prioritäten geordnet sind, und das heißt vor allem: Dass die Vernunft sehr deutlich dominiert.

Platon und seine Nachfolger nahmen also eine wohlwollende Haltung der leiblichen Existenz gegenüber ein, aber sie schenkten ihr nicht allzu viel Beachtung. Dementsprechend bewerteten sie auch das Selbstverhältnis des Menschen vor allem als eine geistige Beziehung. Selbstreflexion vollzieht sich demnach viel weniger im Verhältnis zwischen Geist und Leib als zwischen Geist und Geist. Nachdenken über die Wahrheit betrachteten sie als geistiges Gespräch (Dialog) oder, je nachdem, als geistiges *Selbst*gespräch (Arendt 1999). Der Körper hatte dafür nur möglichst günstige Rahmenbedingungen zu stellen, also vor allem: nicht zu stören. Als ernstzunehmendes belastendes und lästiges Gegenüber wurde er nicht verstanden. So kam man ganz gut zurecht mit dieser Ankettung in der irdischen Existenz.

So ganz anders müssen wir das auch vor dem Hintergrund des modernen Wissens nicht betrachten. Leib und Seele sind ein untrennbares Ganzes. Das sehen wir heute klarer als frühere Generationen. Der Dualismus von Geist und Leib entspricht nicht der Realität. Aber dadurch löst sich das geistige Vermögen nicht auf. Vielmehr meint Ganzheit ganz Geist und ganz Leib zu sein. Wir begreifen das als dieselbe Existenz aus zwei Blickrichtungen beziehungsweise in zwei Dimensionen: Das Geistige ist leiblich und das Leibliche ist geistig. Wir können uns entscheiden, welche Blickrichtung wir einnehmen wollen: Aus der geistigen Perspektive steht mir die Freiheit der Vernunft zur Verfügung. Aus der einen Blickrichtung bin ein biologischer Mechanismus, aus der andern kann ich auf ihn Einfluss nehmen und ihn sogar steuern (Bauer 2015). Nicht unbegrenzt, wie schon Platon feststellte, aber doch mit weit reichenden Möglichkeiten. Doch: Ich kann, wenn ich will. Aber ich sollte wissen, *was* will und mir erst einmal überlegen, ob es gut tut und, wenn ja, wie ich mein Ziel erreichen kann (Oettingen 2015). Und ich sollte mich darauf einstellen, dass es eine lange Wanderung werden kann und ich nicht davor gefeit bin, unterwegs viele Fehler zu machen. Das gehört dazu. Es geht darum, die Lebenskunst zu lernen.

Die Aufklärung traute und mutete dem Menschen zu, eine wohlwollende Beziehung zu sich selbst aufzunehmen, um sich selbst zu finden und selbstbewusst mit Selbstvertrauen selbstbestimmt mündig zu sein. Damit einher ging eine positive Einschätzung der Einsamkeit als Reifungschance (Maduschka 1978). Die Kirche hatte die Menschen auf Fremdbestimmung festgelegt. Sie lehrte nicht nur, dass wir an den Leib gekettet sind, sondern das dies auch gleichebedeutend mit der Versklavung an die Sünde sei, weil sich in der leiblichen Existenz an sich nichts als Sünde finde. Selbstbesinnung konnte nach kirchlicher Lehre deshalb nur darin bestehen, betroffen der abscheulichen Bosheit jenes „stupiden Doppelgängers" ins Auge zu blicken; Selbsterkenntnis war identisch mit Sündenerkenntnis.

Die humanistische Erneuerung der Aufklärung hat im 18. und 19. Jahrhundert eine starke Wirkung entfaltet, aber sie ist danach auf dem Weg in die Moderne zunehmend wieder verloren gegangen, nicht aber der Rückkehr zum Menschenbild der damaligen Kirche wegen, sondern durch den radikalen Existenzialismus und Nihilismus einerseits und den Verlust der Ernsthaftigkeit andererseits. In der so genannten Postmoderne ist man vollends dazu übergegangen, auf dem Altar der oberflächlichen Beliebigkeit dem Götzen „Freiheit" alles zu opfern, was mit dem Anspruch auftritt, verbindlich wahr zu sein. Jeder soll seine eigene Wahrheit haben. Das hat – in Wahrheit – die globale Entfesselung der Lüge zur Folge. Die Beliebigkeit des ungestraften Lügens zerstört den gesellschaftlichen Zusammenhalt durch die Untergrabung des Vertrauens. Der ideologisierten Lüge wohnt eine geradezu zwanghafte Tendenz inne, vorhandene vertrauenswürdige Wahrheiten in ihr Gegenteil zu verkehren und dadurch hochgradige Verunsicherung zu erzeugen. Es ist ein weltumspannendes Klima des Misstrauens entstanden, das so verheerende Folgen haben wird wie die katastrophale Veränderung des ökologischen Klimas. Das Klima des Misstrauens ist vielleicht der schlimmste und mächtigste Faktor des wachsenden Vereinsamungsproblems.

Wir müssen gesellschaftlich wieder zurückkommen auf die Wertschätzung der Einsamkeit als Pforte zu Selbstfindung, Selbstbestimmung und Selbstverwirklichung. Es geht dabei um unsere Identität (Sedmak 2009). Wenn wir nicht wissen, wer wir sind, dann können wir auch nicht wissen, wozu wir da sind. Dann gelingt es kaum, aus Überzeugung für sich selbst und andere Verantwortung zu übernehmen (Scheidt 1979). Dann entsteht aber auch zu wenig Flow und Freude. Der Einsamkeitsforscher David Riesman hat seinen Studentinnen und Studenten ans Herz gelegt, sich einer lebenslangen Tätigkeit zu widmen, an der sie Freude haben, weil sie ihnen Sinn gibt, sei es Sport, Musik oder sonst ein gesundes Interesse, denn das würde ihre Resilienz in schweren Krisen stärken (Riesman 1973).

Wir nehmen unsere Ketten mit und das ist keine völlige Freiheit. Sie binden uns aneinander und behindern zugleich die vollkommene Einheit, nach der wir uns sehnen. Obwohl Montaigne das feststellt, zweifelt er aber nicht daran, dass unserer relative Freiheit groß genug ist, um mit der Einsamkeit zurechtzukommen. „Laß uns auf alle Verbindungen Verzicht tun, welche uns an andre Menschen heften." Er glaubt daran, „daß wir mit vollem Wis-

4.3 Die Pforte zum blühenden Garten

sen und Willen allein leben und daran Behagen finden können" (Montaigne 1588, S. 151). Das ist eine gute Mischung: Den andern gegenüber unabhängig zu werden und zu bleiben, was ja überhaupt nicht heißen muss, gute und verheißungsvolle Beziehungen abzubrechen oder verkümmern zu lassen, und das Alleinsein sinnvoll zu gestalten. „Unsre Seele ist, ihrer Natur nach, für alle Lagen geschickt. Sie ist fähig, sich selbst Gesellschaft zu sein". Wenn wir die Einsamkeit aus diesem Blickwinkel betrachten, „haben wir nicht zu besorgen, daß wir vor langweiligem Müßiggange verrosten werden" (ebd., S. 152). Und er bringt, der Sache nach, auch schon das Flow-Prinzip zum Ausdruck: „Die Beschäftigung, die man für ein einsames Leben wählt, muß weder ermüdend noch langweilig sein; sonst haben wir vergebens darauf gerechnet, darin zu verweilen" (ebd., S. 157). Diese Fähigkeit, durch die Pforten der Einsamkeit zu gehen und auf der andern Seite einen blühenden Garten aus der trist erscheinenden Gegend zu machen, das ist Lebenskunst. „Man lebe sein Leben, mag es noch so armselig sein", schreibt Thoreau. „Man liebe das Leben, wie es ist" (Thoreau 2017, S. 313). Wer sich die Einsamkeitspforte von innen verschließt, schließt sich damit auch gegen die eigene Kreativität ab. „Csikszentmihalyi fand heraus", berichtet Svendsen „dass Personen, die Schwierigkeiten damit haben Zeit allein zu verbringen, auch große Schwierigkeiten damit haben, sich kreativ zu entwickeln" (Svendsen 2016, S. 211).

Es soll hier nicht um den Lobpreis der Einsamkeit gehen. Einsamkeit ist für uns in aller Regel ein schmerzliches Gefühl, weil wir sie als Mangel der Erfüllung unseres fundamentalen Bindungsbedürfnis erleben. Es fehlt uns was! Aber wenn wir die Einsamkeit bejahen, sei es unter Menschen oder fernab von ihnen, dann kann uns das dürre, finstere Tal zum Quellgrund werden, wie es in Psalm 84 heißt. Wir können dann im guten Sinn des Wortes aus der Not eine Tugend machen und wir werden verstehen, dass es uns sogar gut tun wird, uns bewusst gegen gesellige Alternativen für die Einsamkeit zu entscheiden, auch wenn es weh tut, weil wir wissen, dass es gut tun wird, gerade um unseres Verhältnisses zu den andern willen, um wieder klar zu sehen und sie anzunehmen wie uns selbst. „Recht oft drum gönne dir diese Seeleneinsamkeit, und verjünge dich so selbst", schrieb sich der „Philosophenkaiser" *Marc Aurel* (121–180) genau in diesem Sinne in sein Meditationstagebuch (Marc Aurel 1995, S. 43).

Apropos Meditation: Sie sei „seit jeher die Übung im Umgang" mit der Einsamkeit, „mithilfe derer man die anfangs ungeliebte Einsamkeit in eine wohltuende überführt", sagt der Journalist Martin Hecht, der sich intensiv mit dem Thema „Einsamkeit" auseinandersetzt hat. „In der Meditation geht es um das Entstehen von Präsenz, um Achtsamkeit" (Hecht 2015, S. 23). Durch das bejahende Loslassen der andern entsteht Gelassenheit.

Es kann dazu kommen, dass wir des Gartens auf der anderen Seite wegen die Pforten der Einsamkeit sogar mehr oder weniger lieb gewinnen, und, wenn der Preis der Verlassenheit nicht allzu groß ist, den wir als Durchgangszoll zu entrichten haben, wir den freiwilligen Verzicht, den das kostet, gern in Kauf nehmen. Hernri Nouwen nennt das den „Weg der Umkehr, der Umkehr von der Einsamkeit in die Stille." Es geht darum, die Einsamkeit nicht abzulehnen, sondern „sie in eine fruchtbare Stille zu verwandeln." Dazu müssen wir aber „zunächst den Mut aufbringen, „in die Wüste unserer Einsamkeit zu gehen und in behutsamer und beharrlicher Arbeit" diese Wandlung anzugehen (Nouwen 1984, S. 28).

Sein oder Nichtsein? Das ist hier die Frage. Schlimm sieht es aus, wenn wir nach schweren Verlusten und Enttäuschungen durch die Einsamkeitspforte schauen: „Pfui! pfui darüber! 's ist ein wüster Garten, der auf in Samen schießt; verworfnes Unkraut". Es ist das Wunder des Vertrauens, wenn die Vision des blühenden Gartens daraus wird und ich mich mit Hingabe um ihre Verwirklichung bemühe. Und wie komme ich zu diesem Wunder? „Lauf nicht weg", rät mir Nouwen, „sondern bleib ruhig und ganz still. Lausche aufmerksam auf das, was dich bedrängt. Die Antwort auf deine Frage liegt in deinem Herzen verborgen" (ebd., S. 29).

Literatur

Antonovsky, A. (1993). Gesundheitsforschung versus Krankheitsforschung. In: Franke, A., Broda, M. (Hg.). *Psychosomatische Gesundheit: Versuch einer Abkehr vom Pathogenese-Konzept.* Tübingen: Deutsche Gesellschaft für Verhaltenstherapie.
Antonovsky, A. (1997). *Salutogenese: Zur Entmystifizierung der Gesundheit.* Deutsche erweiterte Hg. v. A. Franke. Aus d. Amerik. v. A. Franke u. N. Schulte. Forum für Verhaltenstherapie und psychosoziale Praxis, Bd. 36. Tübingen: Deutsche Gesellschaft für Verhaltenstherapie.
Antonovsky, A. (1998). Vertrauen, das gesund erhält. Warum manche Menschen dem Streß trotzen. *Psychologie heute 2,* 51 ff.
Arendt, H. (1999). *Vita activa oder: Vom tätigen Leben.* 11. Aufl. München, Zürich: Piper.
Assmann, A., Assmann, J.(Hg.) (2000). Schrift, Gott und Einsamkeit. Einführunde Bemerkungen. In: Assmann, A., Assmann, J. (Hg.). *Einsamkeit,* Archäologie der literarischen Kommunikation VI. München: Wilhelm Fink.
Bauer, J. (2015). *Selbststeuerung: Die Wiederentdeckung des freien Willens.* 3. Aufl. München: Blessing.
Becker, P. (1982). *Psychologie der seelischen Gesundheit, Bd. 1: Theorien, Modelle, Diagnostik.* Unter Mitarbeit von Wolf-Rüdiger Minsel. Göttingen: Verlag für Psychologie C.J. Hogrefe.
Bitter, W. (1967). Zum Thema: Übersicht und Ergänzung. In: Bitter, W. (Hg.). *Einsamkeit in medizinisch-psychologischer, theologischer und soziologischer Sicht.* Ein Tagungsbericht. Stuttgart: Ernst Klett, 9–29.
Blaser, J.P. (1990). Die Zeit in der Physik. In: Carl Friedrich von Siemens Stiftung (Hg.). *Die Zeit: Dauer und Augenblick.* Mit Beiträgen v. J. Aschoff, J. Assmann, J.P. Blaser, H. Cancik et al. 2. Aufl. München: Piper, 1–15.
Burns, D. (1999). *Feeling Good: The New Mood Therapy.* Revised and updated. Preface by Aaron T. Beck. New York: Avon Books.
Csikszentmihalyi, M. (1995a). Das *flow*-Erlebnis und seine Bedeutung für die Psychologie des Menschen. In: Csikszentmihalyi, M., Csikszentmihalyi, I. (Hg.). *Die außergewöhnliche Erfahrung im Alltag: Die Psychologie des flow-Erlebnisses.* In deutsch. Spr. hg. v. H. Aebli, Vorw. v. F.E. Weinert, Übers. U. Stopfel, U. Aeschbacher. 2., in der Ausst. veränd. Aufl. Suttgart: Klett-Cotta, 28–49.
Csikszentmihalyi, Mihaly (1995b), Einführung In: Csikszentmihalyi, M., Csikszentmihalyi, I. (Hg.). *Die außergewöhnliche Erfahrung im Alltag: Die Psychologie des flow-Erlebnisses.* In deutsch. Spr. hg. v. H. Aebli, Vorw. v. F.E. Weinert, Übers. U. Stopfel, U. Aeschbacher. 2., in der Ausst. veränd. Aufl. Suttgart: Klett-Cotta, 15–27.
Csikszentmihalyi, M. (2001). *Lebe gut! Wie Sie das Beste aus Ihrem Leben machen.* Aus d. Engl. v. M. Benthack. München: Klett-Cotta, dtv.
Csikszentmihalyi, M., Csikszentmihalyi, I. (Hg.) (1995). *Die außergewöhnliche Erfahrung im Alltag: Die Psychologie des flow-Erlebnisses.* In deutsch. Spr. hg. v. H. Aebli, Vorw. v. F.E. Weinert, Übers. U. Stopfel, U. Aeschbacher. 2., in der Ausst. veränd. Aufl. Suttgart: Klett-Cotta

Deci, E.L., Ryan, R.M. (1985). *Intrinsic Motivation and Self-Determination in Human Behavior.* New York, London: Plenum Press.

Dlugosch, G.E. (1994). *Modelle der Gesundheitspsychologie.* In: Schwenkmezger, P., Schmidt, L.R. Lehrbuch der Gesundheitspsychologie. Unter Mitarbeit v. D.Borgers et al. 42 Abbildung, 18 Tabellen. Stuttgart: Ferdinand Enke, 101–117.

Eigen, M. (1990). Evolution und Zeitlichkeit. In: Carl Friedrich von Siemens Stiftung (Hg.). *Die Zeit: Dauer und Augenblick.* Mit Beiträgen v. J. Aschoff, J. Assmann, J.P. Blaser, H. Cancik et al. 2. Aufl. München: Piper, 35–57.

Franke, A. (1997). Praxisrelevante Grundgedanken des Salutogenese-Konzeptes. In: Lamprecht, F., Johnen, R. (Hg.). *Salutogenese: Ein neues Konzept in der Psychosomatik?* Kongreßband der 40. Jahrestagung des Deutschen Kollegiums für Psychosomatische Medizin. 3., überarb. Aufl. Frankfurt a.M.: VAS, 41–45.

Frankl, V. (1986). *Trotzdem ja zum Leben sagen: Ein Psychologe erlebt das Konzentrationslager.* 5. Aufl. München, dtv.

Franzkowiak, P. (2022). Gesundheits-Krankheits-Kontinuum, Bundeszentrale für gesundheitliche Aufklärung. https://leitbegriffe.bzga.de/alphabetisches-verzeichnis/gesundheits-krankheits-kontinuum. Abruf 29.04.2023.

Glaeske, G. (1993). Die Wa(h)re Gesundheit hängt am Arzneimittel. In: Franke, A., Broda, M. (Hg.). *Psychosomatische Gesundheit: Versuch einer Abkehr vom Pathogenese-Konzept.* Tübingen: dgvt, 109–122

Goleman, D. (2001). *Emotionale Intelligenz,* aus d. Engl. v. F. Griese, 14. Aufl. München: Deutscher Taschenbuch Verlag.

Grawe, K. (2004). *Neuropsychotherapie.* Göttingen, Bern, Toronto et al.: Hogrefe.

Grosse Holtforth, M., Grawe, K. (2002). *FAMOS: Fragebogen zur Analyse Motivationaler Schemata. Manual.* Göttingen, Bern, Toronto et al: Verlag für Psychologie, Hogrefe.

Haken, H., Schiepek, G. (2006). *Synergetik in der Psychologie: Selbstorganisation verstehen und gestalten.* Göttingen, Bern, Wien et al.: Hogrefe.

Haubl, R. (2009). Lebenskunst: Die Fähigkeit, mit sich allein zu sein. *Psychologie heute 3,* 20–23.

Heckhausen, H. (1980). *Motivation und Handeln: Lehrbuch der Motivationspsychologie.* Berlin et al.: Springer.

Hecht, M. (2015). Zum Glück allein. Psychologie heute 12, 18ff.

Hornung, R., Gutscher, H. (1994). Gesundheitspsychologie: Die sozialpsychologische Perspektive, in: In: Schwenkmezger, P., Schmidt, L.R. *Lehrbuch der Gesundheitspsychologie.* Unter Mitarbeit v. D.Borgers et al. 42 Abbildung, 18 Tabellen. Stuttgart: Ferdinand Enke, 65–87.

Hüther, G. (2002). *Biologie der Angst: Wie aus Streß Gefühle werden.* 5. Aufl. Göttingen: Vandenhoeck & Ruprecht.

Juchli, L. (1983). *Krankenpflege: Praxis und Theorie der Gesundheitsförderung und Pflege Kranker.* Didakt. Mitwirkung A. Volge. 4., überarb. u. erw. Aufl. Stuttgart, New York: Georg Thieme.

Kahl, J. (2018). Kleine Philosophie der Einsamkeit. In: Hax-Schoppenhorst, T. (Hg.). *Das Einsamkeits-Buch: Wie Gesundheitsberufe einsame Menschen verstehen, unterstützen und integrieren können.* Bern: Hogrefe, 140–144.

Kanfer, F.H., Reinecker, H., Schmelzer, D. (1996). *Selbstmanegement-Therapie: Ein Lehrbuch für die klinische Praxis.* 2., überarb. Aufl. Berlin, Heidelberg, New York: Springer.

Kant, I. (1981b). *Beantwortung der Frage: Was ist Aufklärung?* In: Kant, I. Schriften zur Anthropologie, Geschichtsphilosophie, Politik und Pädagogik, 1. Teil. Werke in zehn Bänden, Hg. W. Weischedel, Bd. 9. Darmstadt: Wissenschaftliche Buchgesellschaft, 51–61.

Kim, S.H., Vincent, L.C., Goncaldo, J.A. (2012). Outside Advantage: Can social Rejection Fuel Creative Thought? Article in Journal of Expermintal Psychology General. PDF Download ResearchGate, https://www.researchgate.net/publication/230664743_Outside_Advantage_Can_Social_Rejection_Fucl_Creative_Thought. Abruf 18.10.2023.

Köhle, K., Obliers, R., Faber, J. (1997). Das Salutogenese-Konzept in Theorie und Praxis. In: Lamprecht, F., Johnen, R. (Hg.). *Salutogenese: Ein neues Konzept in der Psychosomatik?* Kongreßband der 40. Jahrestagung des Deutschen Kollegiums für Psychosomatische Medizin. 3., überarb. Aufl. Frankfurt a.M.: VAS, 77–98.
Kölbel, G. (1960). *Über die Einsamkeit: Vom Ursprung, Gestaltwandel und Sinn des Einsamkeitserlebnisses.* München, Basel: Ernst Reinhardt.
Lamprecht, F., Sack, M. (1997). Kohärenzgefühl und Salutogenese – Eine Einführung. In: Lamprecht, F., Johnen, R. (Hg.). *Salutogenese: Ein neues Konzept in der Psychosomatik?* Kongreßband der 40. Jahrestagung des Deutschen Kollegiums für Psychosomatische Medizin. 3., überarb. Aufl. Frankfurt a.M.: VAS, 22–36.
Levend, H. (1997). „Bin ich gut genug?" *Psychologie heute 11,* 20–25.
Lévinas, E. (1984). *Die Zeit und der Andere.* Übers. u. mit einem Nachwort versehen v. L. Wenzler. Hamburg: Felix Meiner.
Logan, R.D. (1995). *flow* bei schicksalhaften Situationen in der Einsamkeit,In: Csikszentmihalyi, M., Csikszentmihalyi, I. (Hg.). *Die außergewöhnliche Erfahrung im Alltag: Die Psychologie des flow-Erlebnisses.* In deutsch. Spr. hg. v. H. Aebli, Vorw. v. F.E. Weinert, Übers. U. Stopfel, U. Aeschbacher. 2., in der Ausst. veränd. Aufl. Suttgart: Klett-Cotta, 187–195.
Lotz, J.B. (1972). *Erfahrungen mit der Einsamkeit.* Freiburg i.B.: Herder.
Maddux, J.E. (2009). Self-Efficacy: The Power of Believing You Can. In: Snyder, C.R., Lopez, S.J. (Hg.). *Oxford Handbook of Positive Psychology.* Oxford Library of Psychology, Hg. P.E. Nathan. 2. Aufl. New York: Oxford University Press. 335–343.
Maduschka, L. (1978). *Das Problem der Einsamkeit im 18. Jahrhundert.* Forschungen zur neueren Literaturgeschichte, Hg. F. Muncker, Bd. 26. Hildesheim: Gerstenberg.
Marc Aurel (1995). *Selbstbetrachtungen.* Aus d. Lat. v. O. Kiefer. Mit einem Vorwort v. K. Sallmann. Frankfurt a.M.: Insel.
Massimini, F., Carli, M. (1995). Die systematische Erfassung des *flow*-Erlebens im Alltag. In: Csikszentmihalyi, M., Csikszentmihalyi, I. (Hg.). *Die außergewöhnliche Erfahrung im Alltag: Die Psychologie des flow-Erlebnisses.* In deutsch. Spr. hg. v. H. Aebli, Vorw. v. F.E. Weinert, Übers. U. Stopfel, U. Aeschbacher. 2., in der Ausst. veränd. Aufl. Suttgart: Klett-Cotta, 291–312.
Massimini, F., Csikszentmihalyi, M., Delle Fave, A. (1995). *flow* und die biokulturelle Evolution, In: Csikszentmihalyi, M., Csikszentmihalyi, I. (Hg.). *Die außergewöhnliche Erfahrung im Alltag: Die Psychologie des flow-Erlebnisses.* In deutsch. Spr. hg. v. H. Aebli, Vorw. v. F.E. Weinert, Übers. U. Stopfel, U. Aeschbacher. 2., in der Ausst. veränd. Aufl. Suttgart: Klett-Cotta, 77–101.
Mitchell, R.G., Jr. (1995). Soziologische Implikationen des *flow*-Erlebnisses. In: Csikszentmihalyi, M., Csikszentmihalyi, I. (Hg.). *Die außergewöhnliche Erfahrung im Alltag: Die Psychologie des flow-Erlebnisses.* In deutsch. Spr. hg. v. H. Aebli, Vorw. v. F.E. Weinert, Übers. U. Stopfel, U. Aeschbacher. 2., in der Ausst. veränd. Aufl. Suttgart: Klett-Cotta, 50–76.
Montaigne, M. de (1588). Essays – Auswahl: Über die Einsamkeit. http://www.zeno.org/Literatur/M/Montaigne,+Michel+de/Essays/Essays+(Auswahl)/%C3%9Cber+die+Einsamkeit, Abruf 22.10.2023
Netting, A. (2018). „„Du kannst dir nicht selber gute Nacht sagen" – Über Einsamkeit und Alleinsein. In: Hax-Schoppenhorst, T. (Hg.),.*Das Einsamkeits-Buch: Wie Gesundheitsberufe einsame Menschen verstehen, unterstützen und integrieren können.* Bern: Hogrefe, 6–82.
Nouwen, H.J. (1984). *Der dreifache Weg.* Aus d. Engl. übertrag. v. R. Kohlhaas. Freiburg i.B.: Herder.
Nowak, A.C., Kolip, P., Razum, O. (2022). Gesundheitswissenschaften. Bundeszentrale für gesundheitliche Aufklärung, Public Health. https://leitbegriffe.bzga.de/alphabetisches-verzeichnis/gesundheitswissenschaften-public-health. Abruf 29. April 2023.
Oettingen, G. (2015). *Die Psychologie des Gelingen.* Aus d. Engl. v. U. Strerath-Bolz. München: Pattloch.

Ohm D. (1997). *Lachen, lieben – länger leben: Genießen lernen, Lebenssinn finden, Freude und Glück erleben, Selbstheilungskräfte aktivieren. Gesundheitspsychologie im Alltag.* Stuttgart: Georg Thieme.

Platon (1990). Philebos. In: Platon. *Werke in acht Bänden.* Griech. u. deutsch, Sonderausg. Bd. 7, Hg. G. Eigler, bearbeitet v. K. Widdra, griech. Text v. A. Rivaud, deutsche Übersetz. v. H. Müller und F. Schleiermacher. Darmstadt: Wissenschaftliche Buchgesellschaft, 255–499.

Riesman, D. (1973). Foreword. In: Weiss, R.S. *Loneliness: The Experience of Emotional and Social Isolation.* With contributions by J. Bowlby, C.M. Parkes et al. Forword by D. Riesman. Cambridge, London: The MIT Press, ix-xxii.

Schäfer, A: (2005). Mr Flow und die Suche nach dem guten Leben. *Psychologie heute 3,* 42 ff.

Scheidt, Jürgen vom (1979). *Singles: Alleinsein als Chance des Lebens.* 3. Aufl. München: Wilhelm Heyne.

Schmaus, T. (2013). *Philosophie des Flow-Erlebens: Ein Zugang zum Denken Heinrich Rombachs.* Münchener Philosophische Studien, Hg. G. Haeffner S.J, J. Schmidt S.J., Bd. 30. Suttgart: W. Kohlhammer.

Schouwink, T. (2019). Die Kunst des Alleinseins. *Philosophie Magazin 2,* 15.

Schultz, T. (1978). *Bittersweet: Surviving and Growing from Loneliness.* New York: Penguin Books.

Sedmak, C. (2009). Identität und Innerlichkeit. *Psychotherapie und Seelsorge 3,* 10–13.

Spitzer, M. (2019). *Einsamkeit: Die unerkannte Krankheit.* München: Droemer Knaur.

Storr, A. (1990). *Die schöpferische Einsamkeit: Das Geheimnis der Genies.* Aus d. Engl. v. C. Broerrmann. Wien, Darmstadt: Paul Zsolnay.

Suedfeld, P. (1982). Aloneness as a Healing Experience. In: Peplau, L.A., Perlman, D. (Hg.). *Loneliness: A Sourcebook of current theory, research and therapy.* New York, Chicester, Brisbane et al.: John Wiley & Sons, 54–67.

Svendsen, L. (2016). *Philosophie der Einsamkeit.* Aus d. Norw. v. D. Stilzebach. Wiesbaden: Berlin University Press.

Thoreau, H.D. (2017). *Walden: Der Traum vom einfachen Leben.* Aus d. Amerik. übers. u. mit einem Nachw. v. F. Güttiger. Ditzingen: Reclam.

Träger, E.M. (2015). Ich bin nicht allein, ich habe ja mich. *Psychologie heute 12,* 24–26.

Wells, A.J. (1995). Selbstbewertung und optimales Erleben, In: Csikszentmihalyi, M., Csikszentmihalyi, I. (Hg.) *Die außergewöhnliche Erfahrung im Alltag: Die Psychologie des flow-Erlebnisses.* In deutsch. Spr. hg. v. H. Aebli, Vorw. v. F.E. Weinert, Übers. U. Stopfel, U. Aeschbacher. 2., in der Ausst. veränd. Aufl. Suttgart: Klett-Cotta, 335–350.

WHO (2023). Constitution. https://www.who.int/about/governance/constitution. Abruf 19.04.2023.

Wieland-Burston, J. (1995). *Einsamkeit: Zeiten des Rückzugs – Zeiten der Entwicklung.* Aus d. Amerik. übertr. v. O. Rinne. Stuttgart: Kreuz.

Willberg, H.A. (2019). *Das ganze Ja zum Leben: Christliche Spiritualität der Achtsamkeit.* Kevelaer: Butzon & Bercker.

Willberg, H.A. (2023). *Einsamkeit und Vereinsamung: Ein interdisziplinärer Überblick mit Impulsen für Praxis und Politik.* Berlin: Springer.

If you have any concerns about our products,
you can contact us on
ProductSafety@springernature.com

In case Publisher is established outside the EU,
the EU authorized representative is:
**Springer Nature Customer Service Center GmbH
Europaplatz 3, 69115 Heidelberg, Germany**

Printed by Libri Plureos GmbH
in Hamburg, Germany